Mike Gillette

RINGE TRAINING

Hocheffektive Übungen, um Muskeln und Kraft aufzubauen

Bibliografische Information der Deutschen Nationalbibliothek:
Die Deutsche Nationalbibliothek verzeichnet diese Publikation in der Deutschen Nationalbibliografie.
Detaillierte bibliografische Daten sind im Internet über http://d-nb.de abrufbar.

Für Fragen und Anregungen:
info@rivaverlag.de

1. Auflage 2018

Nymphenburger Straße 86
D-80636 München
Tel.: 089 651285-0
Fax: 089 652096

Die amerikanische Originalausgabe erschien 2015 bei Dragon Door Publications unter dem Titel *Rings of power.*

Übersetzung: Carmen Achter
Redaktion: Simone Nörling
Umschlaggestaltung: Marc-Torben Fischer
Fotos: Don Pitlik
Layout: Lisa Killer auf Basis des Originallayouts von Derek Brigham
Satz: Satzwerk Huber, Germering
Druck: Firmengruppe APPL, aprinta Druck, Wemding
Printed in Germany

ISBN Print 978-3-7423-0452-0
ISBN E-Book (PDF) 978-3-95971-982-7
ISBN E-Book (EPUB, Mobi) 978-3-95971-983-4

Mike Gillette

RINGE TRAINING

Hocheffektive Übungen, um Muskeln und Kraft aufzubauen

riva

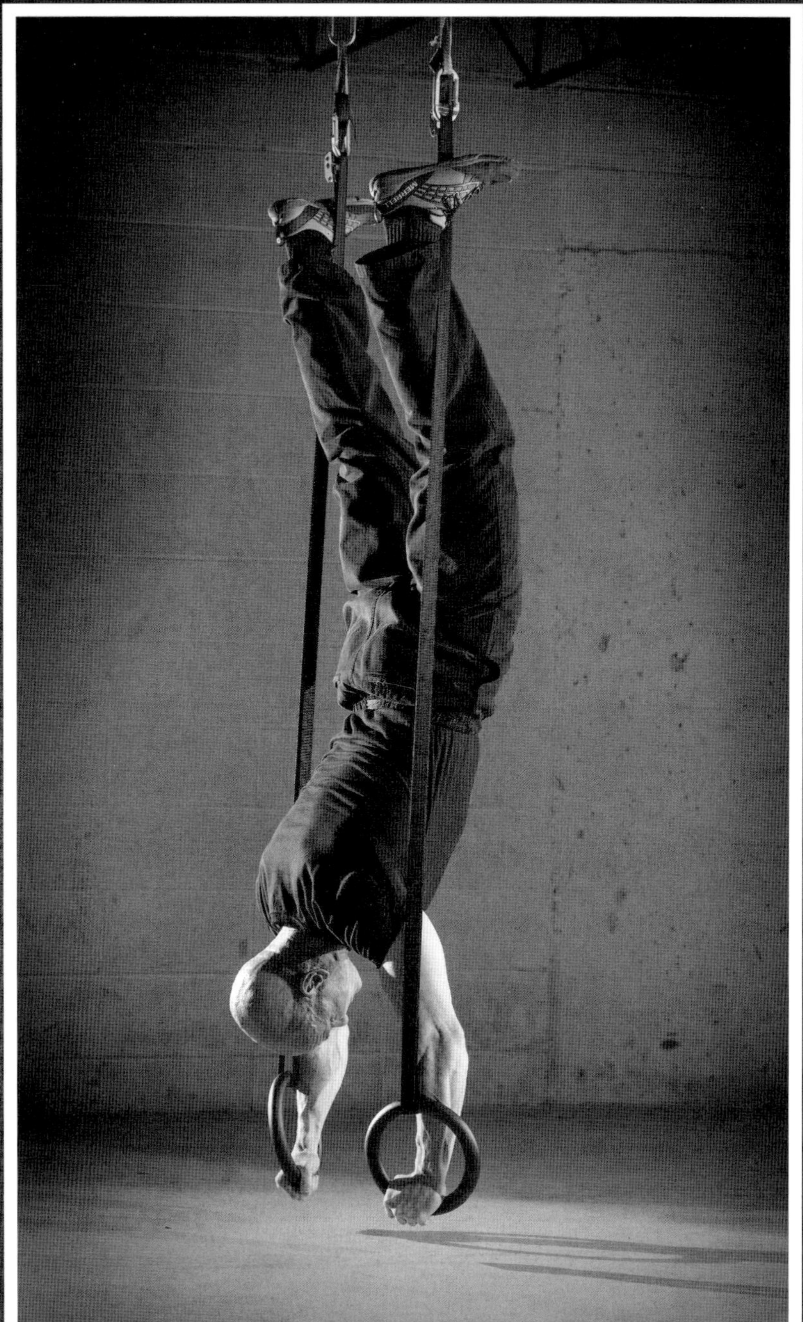

— INHALT —

Vorwort 6

1 Die Philosophie des Ringetrainings

Einführung 10
Der Weg der Ringe 14

2 Die Prinzipien des Ringetrainings

Prinzip 1 - Schwerkraft 18
Prinzip 2 - Ergonomie 22
Prinzip 3 - Bewegungsebenen 26
Prinzip 4 - Hebelwirkung und Belastungssteuerung 32
Prinzip 5 - Körperspannung als Technik 36

3 Übungsabläufe an den Ringen

Die Ringe einstellen 42
Horizontale Druckübungen 46
Horizontale Zugübungen 54
Vertikale Zugübungen 58
Vertikale Druckübungen 62
Druckübungen für den Unterkörper 66
Rumpfstrecken 70
Rumpfbeugen 74

4 Ringetraining für Fortgeschrittene

Perfekte Technik mit der Wobble Bar 82
Überkopf-Ringetraining 88
Ringetraining mit Zusatzlast 98

5 Workouts an den Ringen

Trainingspläne 110

Über den Autor und Dank 112

VORWORT

Bevor ich mir ein neues Trainingsgerät anschaffe (oder es irgendwo mitgehen lasse), stelle ich mir eine grundlegende Frage. Sie ist kurz und knapp und es wird Ihnen nicht schwerfallen, sie sich zu merken. Sie lautet: Warum?

Warum sollte ich dieses Produkt kaufen? Ich will mir keine langen Ausführungen darüber anhören, dass man damit dieses oder jenes anstellen kann. Ich brauche keine 300 Dollar teure Ausrüstung, um auf der Stelle zu rennen – jeder weiß, dass das auch ohne große Ausgaben geht. Dagegen sind meiner Meinung nach der Kettlebell Swing, die Goblet Squat und der Turkish Get up Argumente für die Kugelhantel. Für die Langhantel sprechen Kreuzheben (Deadlift) und das Drücken in allen Varianten.

In meinem Hinterhof hängen neben einem Kletterseil, das ich sehr gern nutze, ein Paar Ringe. Warum das so ist? Die Antwort finden Sie in diesem Buch. Der Autor, Mike Gillette, hat sich komplett dem Krafttraining verschrieben: Eingehend beschäftigte er sich mit allem rund ums Thema und wurde so zum Experten.

Kurz gefasst lautet die Antwort auf das Warum: Ringe sind ein Trainingsgerät zum Kraftaufbau. Sie schließen die Lücke zwischen vertikalen und horizontalen Zugübungen zum Aufbau der Rückenmuskulatur und der Notwendigkeit, die Muskulatur an der Körpervorderseite zu trainieren – Brust- und Bauchmuskulatur sowie Quadrizeps. Schauen Sie: Ich mag das Training mit meinem kleinen, einfachen Ab Wheel, aber was kommt dann? Wie lassen sich hier weitere Trainingsfortschritte erzielen? Mit Ringen.

Ich liege den Sportlern, die bei mir trainieren, ständig damit in den Ohren, dass sie sich zu viel dem Bankdrücken und den Liegestützen widmen. Keine Frage, es ist sehr lobenswert, wie intensiv sie trainieren – trinken wir einen darauf –, aber ein solches Training ist einseitig. Wie sie dem entgegenwirken können? Genau: mit Ringen.

Im Buch geht es um Krafttraining. Sie werden auf diesen Seiten einigen echten Herausforderungen gegenübertreten, etwa dem Handstand-Ringstütz. Im Detail erklärt, inklusive leichteren Varianten, Tipps zur richtigen Ausführung und Korrekturen wird jede Übung verständlich – für alle, die nicht von der ersten Trainingseinheit an die vorgeschlagenen Wiederholungen schaffen. Für Leute wie mich.

Zunächst erläutert Mike die Grundprinzipien. Was er über den Nutzen der Ringe für den Großteil der Erwachsenen, die Klimmzüge machen, sagt, stimmt genau. Die Jahre, in denen ich mich darüber lustig gemacht habe, dass bei den meisten Menschen im mittleren Alter irgendwann das Pull-Up-Syndrom auftritt, sind vorbei. Für alle, die wissen, wie wichtig vertikale Zugübungen sind, aber bei den herkömmlichen Übungsvarianten von stechenden Schmerzen im Ellbogen geplagt werden, bieten Ringe eine einfache und elegante Lösung. Nachdem Sie das Kapitel mit den Rumpfstreckerübungen durchgearbeitet haben, werden keine Fragen mehr zum Thema Core-Muskulatur offenbleiben.

Eine ganze Reihe von Leuten scheint davon auszugehen, Ringe und ähnliche Trainingsgeräte seien nur für olympische Turnerinnen geeignet. Mike hingegen wendet sich an die breite Masse – an den ganz normalen Mann und die ganz normale Frau von nebenan, die Kraft aufbauen und mit unterschiedlichen Trainingsbelastungen experimentieren wollen. Als Trainingswiderstand dienen eigenes Körpergewicht und Schwerkraft. An den freischwingenden Ringen wird Stabilität eine ganz neue Bedeutung für Sie bekommen. Ringe kosten nicht viel, aber der Lohn ist gewaltig. Neben den Trainingsprinzipien und praktischen Grundlagen finden Sie in diesem Buch jede Übung mit Fotos illustriert.

Einen Kalauer kann ich mir an dieser Stelle nicht verkneifen – er verfolgt mich schon seit der ersten Lektüre dieses Buches: Das vorliegende Werk wird Sie wahrhaftig zum »Herrn der Ringe« machen. Aber damit genug – ich verschone Sie mit weiteren schlechten Scherzen.

Eine letzte Warnung muss ich Ihnen noch mit auf den Weg geben: Sicher können Sie es kaum erwarten, loszulegen und an den Ringen zu schwingen. Doch hören Sie auf Mike und steigern Sie die Intensität und den Schwierigkeitsgrad in kleinen Schritten. Ihr Enthusiasmus in allen Ehren, aber geben Sie dem Trainingsfortschritt die Zeit, die er braucht. Und genießen Sie es – genießen Sie das Training mit diesem Buch und den Spaß, den es macht, Muskelkraft aufzubauen.

Ihr

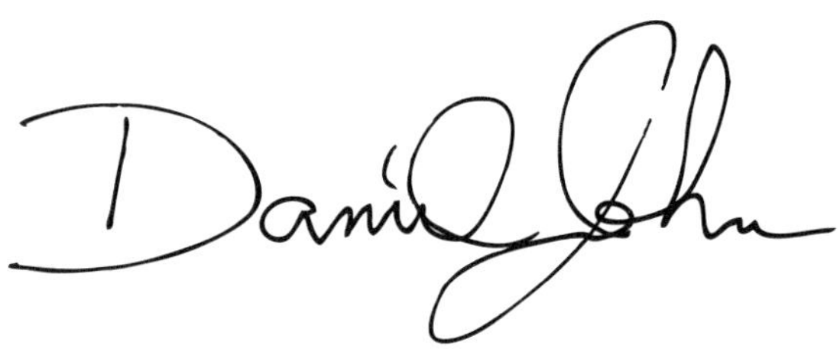

Dan John, Trainerlegende und Autor von *Gib niemals auf*

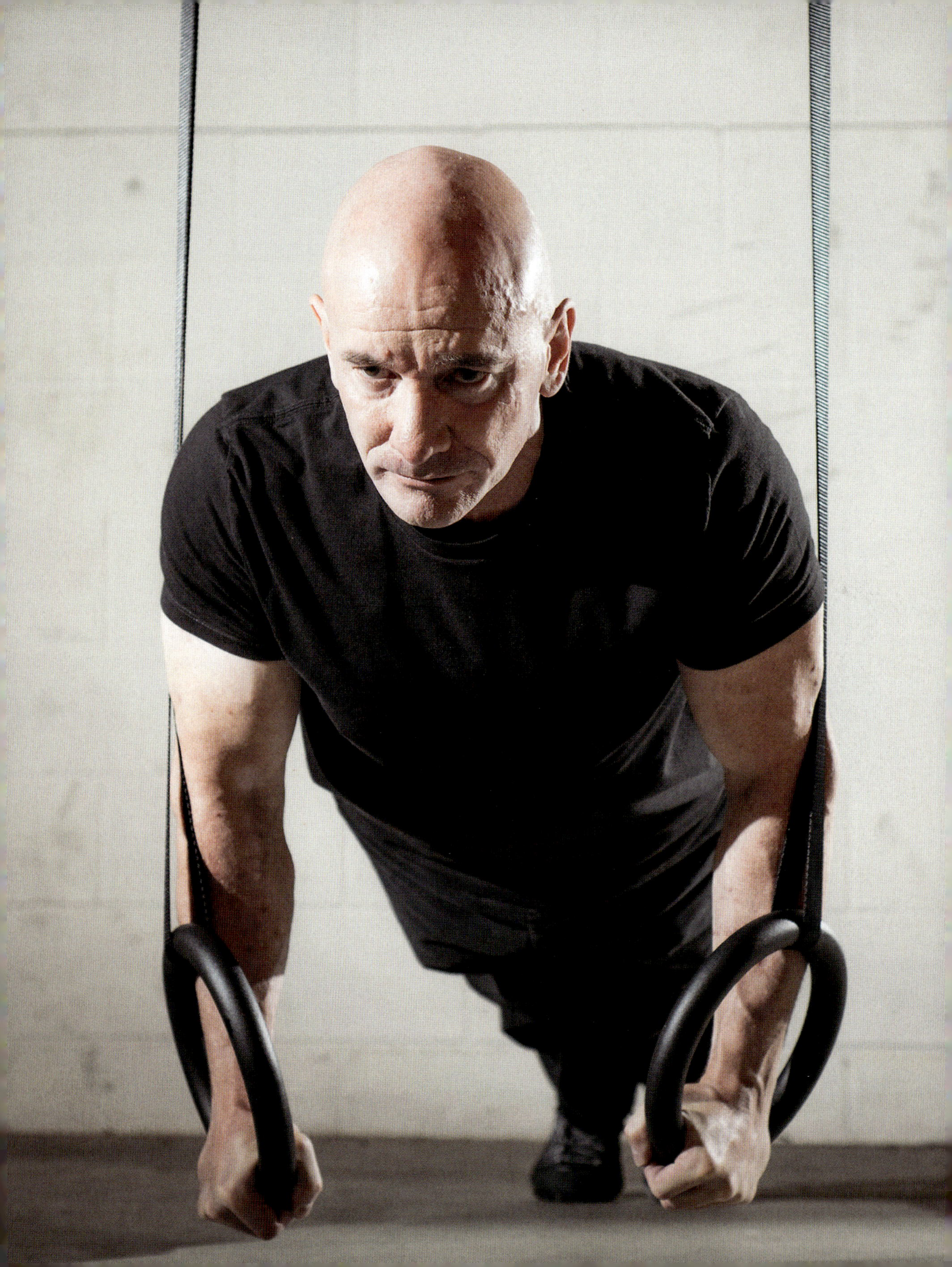

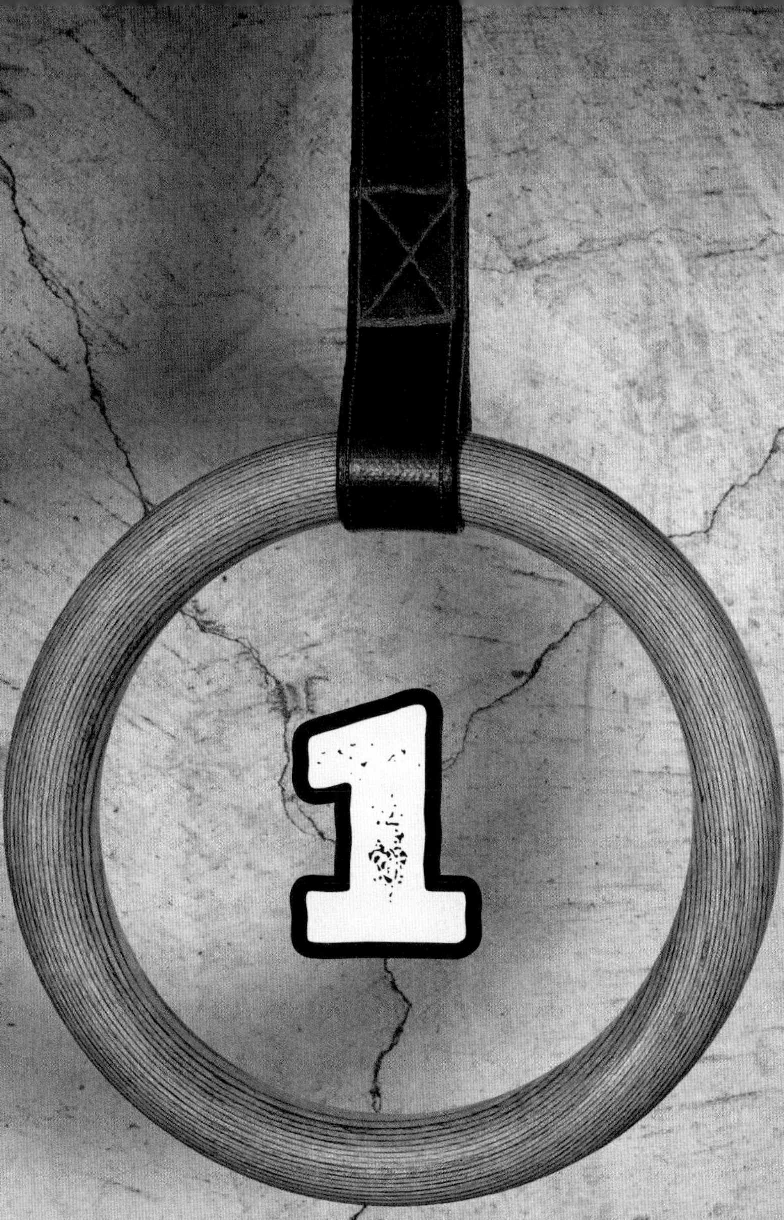

1

DIE PHILOSOPHIE DES RINGETRAININGS

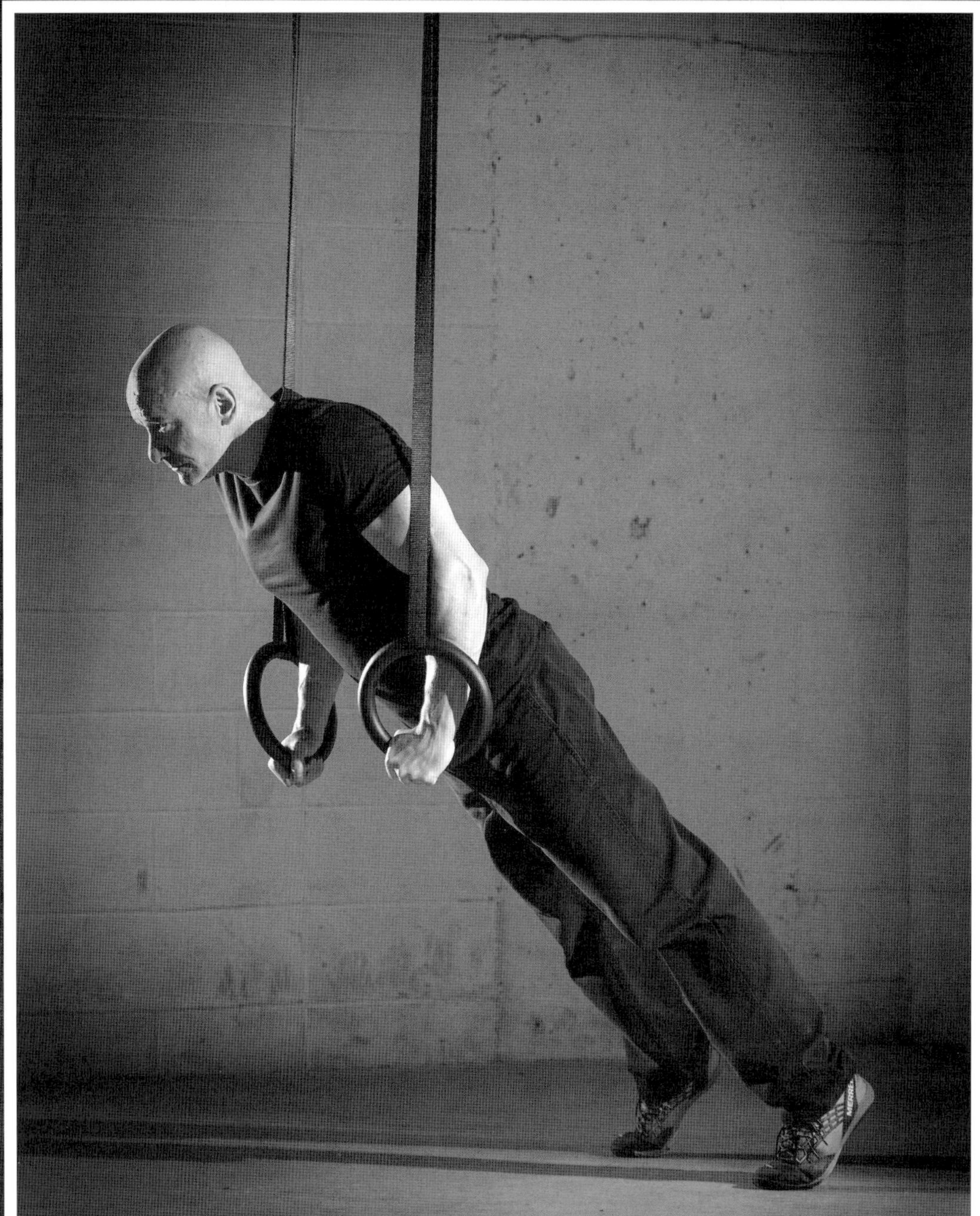

EINFÜHRUNG

In diesem Buch geht es in allererster Linie um Krafttraining. Obwohl unser Trainingsgerät aus dem Geräteturnen stammt, handelt es sich weder um ein Buch über das Turnen noch um eine Einführung in turnerische Techniken. Mit dem Trainingsgerät – den Ringen – enden die Gemeinsamkeiten auch schon. Dieses Buch baut auf dem Wissen auf, dass Ringe ausgesprochen vielseitig sind. Ich habe es mit dem Ziel geschrieben, Ihnen zu zeigen, wie man sie zum Aufbau außergewöhnlicher Kraft nutzen kann.

Vielfach wird der Begriff Krafttraining nicht genau definiert und kann eine ganze Reihe relativ unterschiedlicher Dinge bezeichnen. Das macht es erforderlich, Ihnen erst einmal zu erklären, was ich unter dem Begriff Kraft verstehe, bevor wir in spezifische Übungen oder technische Erläuterungen einsteigen.

Beginnen wir also mit meiner Definition von Kraft und meinem Ansatz zum Kraftaufbau. Immerhin werden wir ein Stück des Trainingswegs gemeinsam zurücklegen, deshalb ist es wichtig, auf derselben Basis zu arbeiten und die gleiche Sprache zu sprechen. Das Mike-Gillette-Kraft-Konzept lässt sich folgendermaßen zusammenfassen: Kraft beginnt im Inneren und zeigt sich dann auch nach außen hin. Aus starken Gedanken erwachsen starke Ziele und aus starken Zielen resultiert kraftvolles Handeln. Ganz konkret bedeutet das: Gehen Sie die Dinge, die Sie erreichen wollen, mit Ihrer ganzen Kraft an.

Viele Leute sprechen von »Kraft« und meinen damit in Wirklichkeit ein Training, das rein auf Optik ausgerichtet ist. Sie wollen einfach nur gut aussehen. Ich will das nicht schlechtreden, aber mich persönlich interessiert es für sich genommen als Ziel nicht im Geringsten. Wenn mir jemand sagt, er wolle »in Form kommen«, dann frage ich ihn, was genau er damit meint. Wie würden Sie dieses »in Form sein« definieren? Steht am Ende ein fest umrissenes Resultat, ein endgültiges Ziel?

Meine Frage hat manchmal einen unbeabsichtigten Effekt und mein Gegenüber erwartet dann, dass ich ihm sage, was sein Ziel sein sollte. In solchen Fällen hole ich weiter aus. Die eigentliche Frage ist doch: Was wollen Sie von sich selbst? Was wollen Sie vom Leben?

Warum sollte man sich diese Fragen stellen? Und was hat das mit Kraft zu tun? Ganz einfach: Wenn Sie das Beste aus Ihrem Leben herausholen wollen, müssen Sie stark sein. Wenn Sie langfristige, gesunde Beziehungen zu den Menschen um sich haben möchten, benötigen Sie die Fähigkeit, für andere stark zu sein. Und wenn Sie Bedeutsames im Leben erreichen wollen, ist die notwendige Kraft unabdingbar.

Der Punkt ist: Allein durch gutes Aussehen bewegen Sie in der Welt rein gar nichts. Was zählt, ist, ob und in welchem Maß es Ihnen gelingt, die eigenen Potenziale zu entfalten. Wie das geht? Indem Sie Kraft entwickeln, echte Kraft, eröffnen Sie sich die Möglichkeit, sich selbst und die Welt, in der Sie leben, ein kleines Quäntchen besser zu machen. Stärker werden heißt besser werden. Wenn Sie stark und belastbar sind, dienen Sie auch anderen als Stütze. Unser Körper ist dafür gemacht, Anstrengungen standzuhalten. Geben wir ihm also die Möglichkeit, seiner natürlichen Bestimmung zu folgen.

Als Nächstes müssen wir uns noch auf einige Grundregeln für das Krafttraining einigen – das richtet sich vor allem an meine männlichen Leser. Frauen gehen Krafttraining meist klarer und strukturierter an. Bei Männern hingegen vermischen sich oft Bodybuilding-Kriterien mit Leistungsaspekten. Das führt dazu, dass sie leichter vom Kurs abkommen, wenn sie ihr Training nicht eindeutig auf ihre erklärten Ziele ausrichten.

Wenn männliche Klienten mit dem Entschluss zu mir kommen, mehr Kraft aufzubauen, dann sage ich ihnen vor dem Einstieg, dass es dazu nötig ist, über reines Bodybuilding hinauszugehen. Denn Bodybuilding steht in den meisten Fällen für Männer im Fokus, die ins Krafttraining einsteigen. Jetzt fragen Sie sich vermutlich: »Was in aller Welt will mir Mike damit sagen?«

Um das zu verstehen, müssen Sie ein Verständnis dafür entwickeln, was Bodybuilding ist. Beim echten Bodybuilding – also Wettkampf-Bodybuilding – spielen mehrere Aspekte eine Rolle. In erster Linie geht es natürlich darum, große Muskeln zu haben, aber daneben zählen auch die richtigen Körperproportionen, ein möglichst geringer Körperfettanteil, glatte, gleichmäßig gebräunte Haut und im besten Fall auch ein gewisses Maß an Ausstrahlung. Im Wesentlichen ist Bodybuilding also nichts anderes als das Streben nach einem ästhetischen Ideal. Die Zielsetzung ist eher visuell statt funktionell ausgerichtet.

Unser Interesse hingegen liegt auf der Erhöhung der Körperkraft, daher ist es erforderlich, außerhalb der im Bodybuilding üblichen Schemata zu trainieren. Wir werden weder in endlosen Wiederholungen mickrige Gewichte stemmen noch werden wir uns ständig im Spiegel begutachten oder an Maschinen trainieren, die dafür konzipiert sind, Übungen einfacher zu machen statt anspruchsvoller.

Ich möchte das an einem Beispiel erklären: Wie oft sieht man in den Trainingsräumen eines Fitnessstudios, dass jemand Klimmzüge macht? Die Antwort lautet: so gut wie nie. Warum das so ist? Liegt es daran, dass Klimmzüge keine effiziente Übung sind? Das wäre eine naheliegende Schlussfolgerung, doch in einem durchschnittlichen Fitnesscenter steht eine ganze Reihe an Maschinen, an denen Sie Übungen absolvieren können, die als Ersatz für Klimmzüge dienen. Der tatsächliche Grund, aus dem die meisten Besucher im Fitnesscenter keine Klimmzüge machen, ist, dass sie wirklich schwierig sind. Es stehen immer Leute an der Latzugmaschine an oder machen ein paar Ruderschläge am Kabelzug, aber falls es überhaupt eine Klimmzugstange in Ihrem Fitnesscenter gibt, wird sich davor garantiert keine Schlange bilden.

Doch Tatsache ist und bleibt, dass Klimmzüge eine fantastische Übung sind, geeignet für Männer, Frauen, Kinder – einfach für jeden. Aus diesem Grund lautet meine Empfehlung: Machen Sie Klimmzüge, und zwar regelmäßig und reichlich. Keine Sorge, wenn Sie aktuell nicht mal einen einzigen schaffen; konzentrieren Sie sich einfach nur darauf, die vorgeschlagenen Übungsfolgen zu meistern – Sie werden von sich selbst überrascht sein, das verspreche ich Ihnen. Sobald Sie den Klimmzug beherrschen, stelle ich Ihnen einige Möglichkeiten vor, wie Sie die Herausforderung noch steigern können. Wir arbeiten mit Kugelhanteln, die an Ihrer Taille hängen, und Sie werden mit einem Rucksack voller Hantelscheiben oder manchmal auch kopfüber trainieren.

Was ich Ihnen damit sagen will, ist, dass man, um Kraft aufzubauen, keinen aufwendigen Maschinenpark benötigt. Im Gegenteil, man kommt ganz ohne Maschinen aus. Muskelkraft entwickelt man, indem man die richtigen Übungen lernt und sie sowohl technisch korrekt als auch in der angemessenen Intensität durchführt. Das ist das ganze Geheimnis.

WINKELANGABEN

Der Benennung der Gradzahlen im Buch liegt folgende Definition zugrunde: 0 Grad bezeichnet die Rückenlage, 180 Grad die Bauchlage und 90 Grad den aufrechten Stand.

DER WEG DER RINGE

Das Konzept hinter meinen Übungen an den Ringen bezeichne ich als »bewegungszentriertes Training«. Ich persönlich musste mich, nachdem ich vierzig geworden war, viel stärker auf Bewegung konzentrieren, besser ausgedrückt: auf eine alternative Form von Bewegung. Damals schloss ich mit dem Alltag im Polizeidienst ab und begann, in der Taktikausbildung zu unterrichten. Mehr als je zuvor in meinem Leben war ich auf Reisen.

Die vielen Stunden auf der Straße hinderten mich daran, viel Zeit im Fitnessraum zu verbringen. Dazu gesellte sich ein anderes, wesentlich schwerwiegenderes Problem: Über viele Jahre war ich im Studio auf ein paar absolute Standardübungen fixiert. Intensives Bankdrücken, Nackendrücken, Scott Curls mit der Langhantel und möglichst schweren Gewichten – das waren so die Übungen, die ich regelmäßig absolvierte, in unzähligen Wiederholungen, bis zum Gelenkverschleiß.

Natürlich gibt es jede Menge Typen, die haargenau dasselbe machen und sich nie eine Verletzung zuziehen. Leider war das bei mir anders. Nach meinem vierzigsten Geburtstag präsentierte mir mein Körper die Rechnung für diese einseitigen, auf Bodybuilding orientierten Übungen. Ich bekam Probleme – mit den Schultern, den Ellbogen und den Handgelenken. Die Beschwerden wiederum wirkten sich verheerend auf mein Training aus, was in Kombination mit meinen vielen beruflichen Reisen dazu führte, dass fast ein ganzes Jahr lang nicht mehr ernsthaft an Sport zu denken war.

Nachdem sich mein Arbeitspensum normalisiert hatte und ich wieder in der Lage war, regelmäßig in den Kraftraum zu gehen, wusste ich, dass ich das Ganze anders angehen musste. Ich strich alles, was meine Beschwerden verursacht hatte, vom Trainingsplan – und glauben Sie mir, das war alles andere als leicht. Ich musste Dinge aufgeben, die mir über Jahre zur Gewohnheit geworden waren und mit denen ich lange gut gefahren war. Meine Sichtweise so grundlegend zu verändern gestaltete sich weit schwerer, als ich erwartet hätte. Es folgte ein zweites Jahr voller Frustrationen. Ich hatte weiterhin große Schmerzen, während ich versuchte herauszufinden, wie ich meine Kraft, für die ich so hart trainiert hatte, erhalten konnte und – noch wichtiger – wie künftig ein produktives Training für mich aussehen konnte.

Noch ahnte ich nicht im Geringsten, dass mich ein absoluter körperlicher Neubeginn erwartete, in Gang gesetzt von einem Paar Plastikringen an zwei Nylongurten. 2005 legte ich mir meine ersten Ringe zu. Kurze Zeit später tat ich Dinge mit diesen Ringen, die mir an konventionellen Trainingsmaschinen über mehrere Jahre hinweg nicht gelungen waren. Ich war wieder dort angekommen, wo ich hinwollte: beim intensiven Training – und zwar ohne Gelenkschmerzen. Das gab mir einen gewaltigen Motivationsschub und brachte mich dazu, eine ganze Reihe von Möglichkeiten an den Ringen auszuprobieren. Einige der Resultate aus diesen Selbstversuchen finden Sie bei den Übungssequenzen und bei den Ideen zum effizienten Einsatz der Hebelwirkung in diesem Buch.

Ich kann mich wirklich glücklich schätzen, dass es mir im Hinblick auf meine Kraft vergönnt war, dieses neue Kapitel in meinem Leben aufzuschlagen. Die Ringe waren für mich der Ausgangspunkt zur Erkundung alternativer Methoden des Krafttrainings – und ich bin noch lange nicht am Ende.

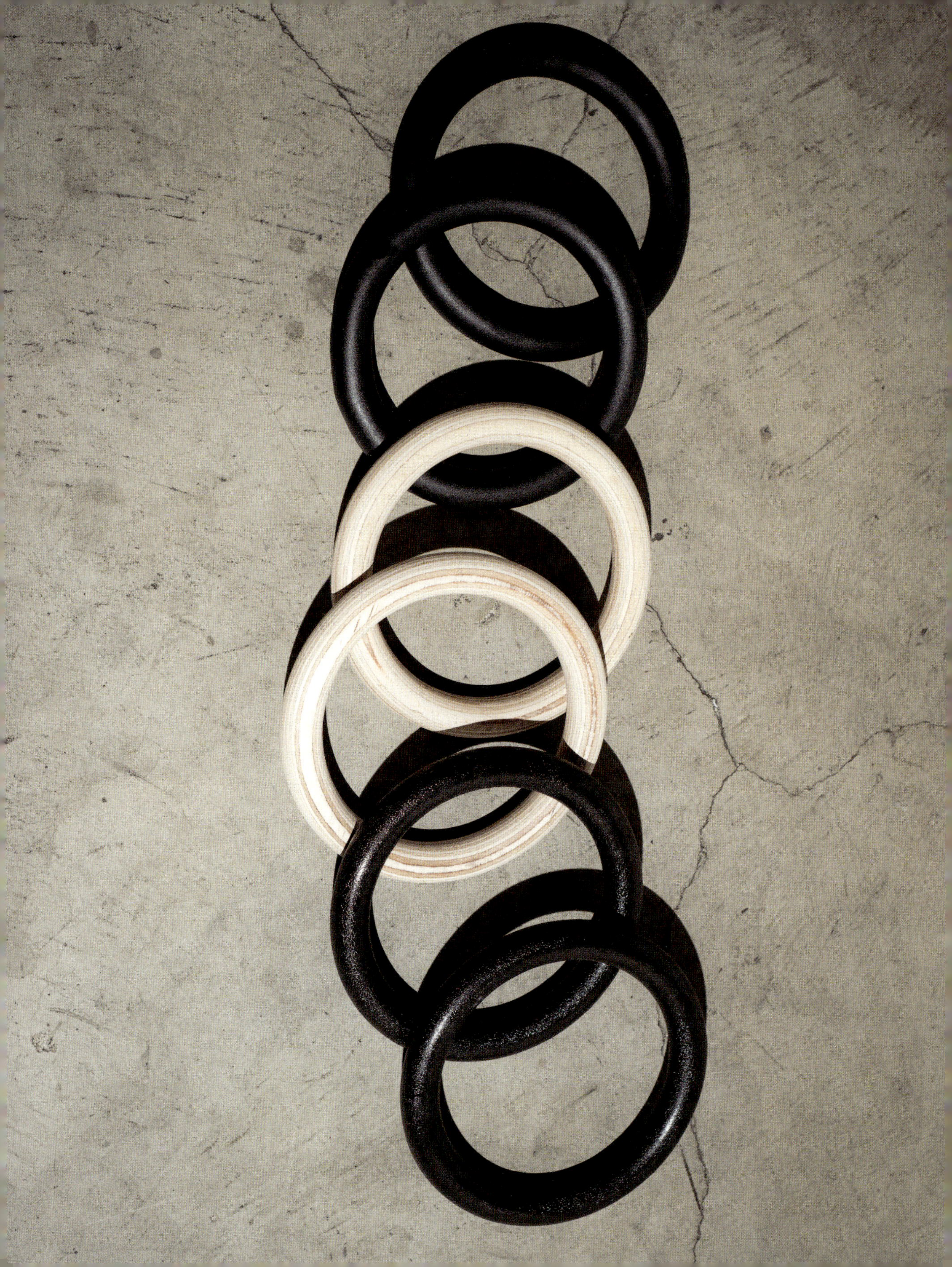

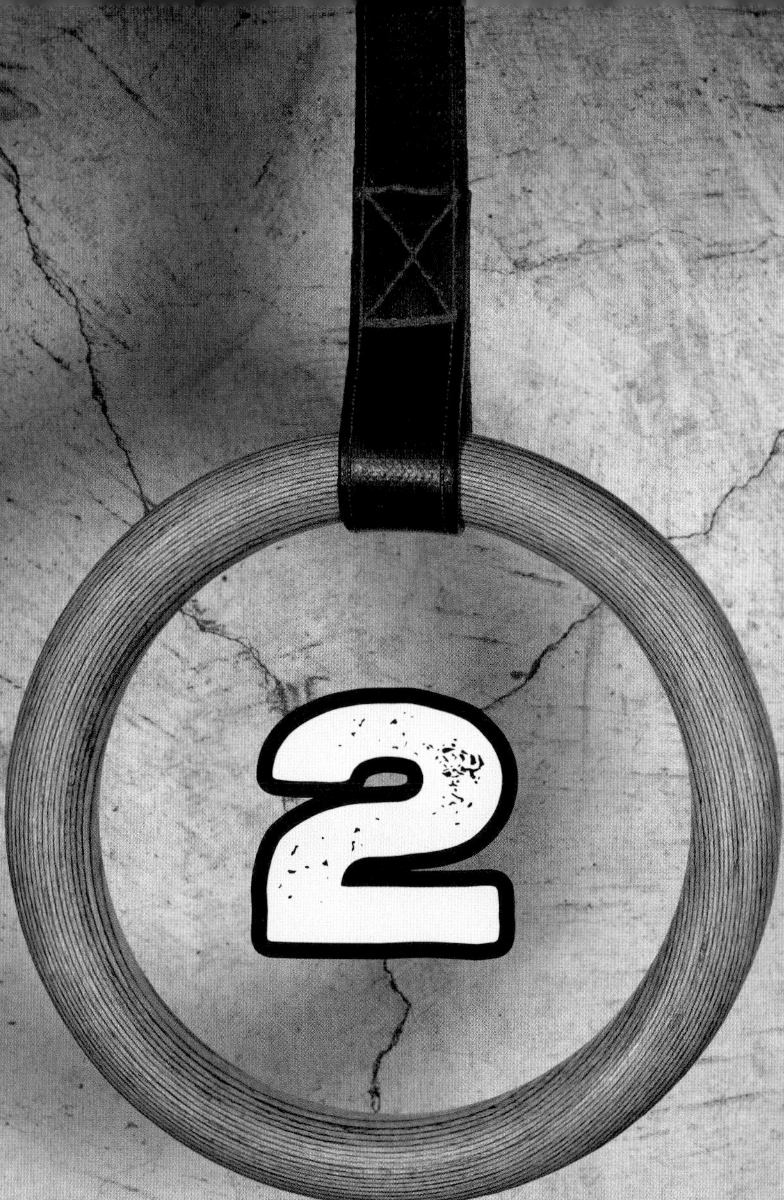

2

DIE PRINZIPIEN DES RINGETRAININGS

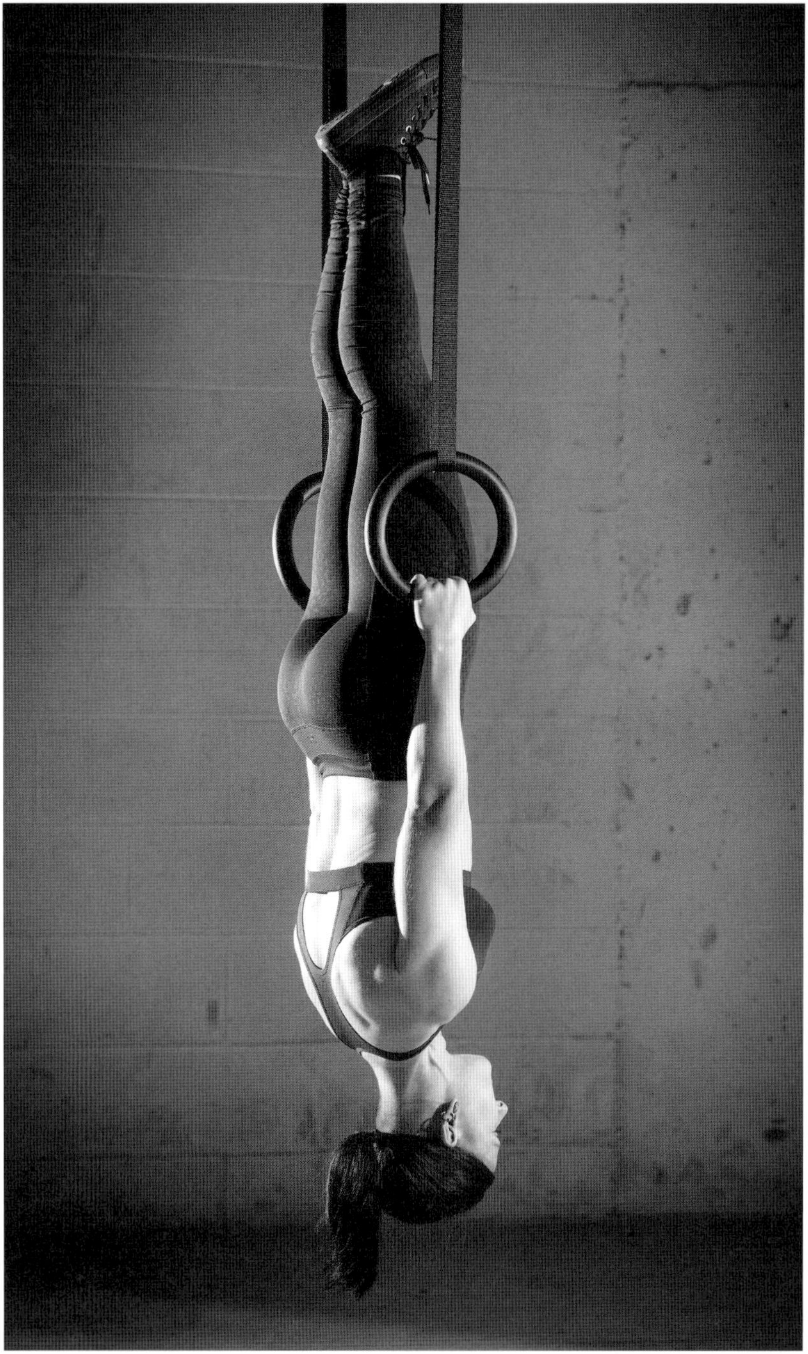

– PRINZIP 1 –
SCHWERKRAFT

Grundsätzlich lassen sich die Übungen im Rahmen des Eigengewichtstrainings oder der Calisthenics zwei großen Kategorien zuordnen: Zur einen zählen bodenbasierte Übungen wie der ganz normale Liegestütz, zur anderen gehören Übungen ohne Bodenkontakt – das vielleicht bekannteste Beispiel ist der gute alte Klimmzug.

Übungen ohne Bodenkontakt sind tendenziell schwieriger durchzuführen als bodenbasierte. Das liegt daran, dass der Trainierende bei Übungen in der Luft fast immer einen größeren Anteil seines Körpergewichts stemmen oder bewegen muss. Das Ringetraining fällt im Wesentlichen in diese Kategorie. Üblicherweise werden Übungen wie Klimmzüge an den Ringen oder Ringstütze ohne Bodenkontakt durchgeführt.

Noch ein weiterer wichtiger Parameter kommt hinzu, der das Ringetraining fundamental von Übungen unterscheidet, bei denen man den Körper um eine feste horizontale Stange manövriert: die Oszillation. Oszillation bezeichnet eine Art Pendeln oder Schwingen, das entsteht, sobald man sich beim Versuch, eine Übung an den Ringen durchzuführen, zu viel bewegt. Das einzige wirksame Gegenmittel gegen dieses unkontrollierbare Oszillieren sind präzise Bewegungsabläufe. Anders ausgedrückt: Übung ist die Voraussetzung, um stärker zu werden, und mit der Übung wächst nicht nur die Kraft, sondern auch die Fähigkeit Bewegungen zu kontrollieren. Ringetraining verbessert Ihre Form insgesamt, indem es Ihre Bewegungen nicht nur kraftvoller macht, sondern Ihre Bewegungsabläufe auch qualitativ verbessert.

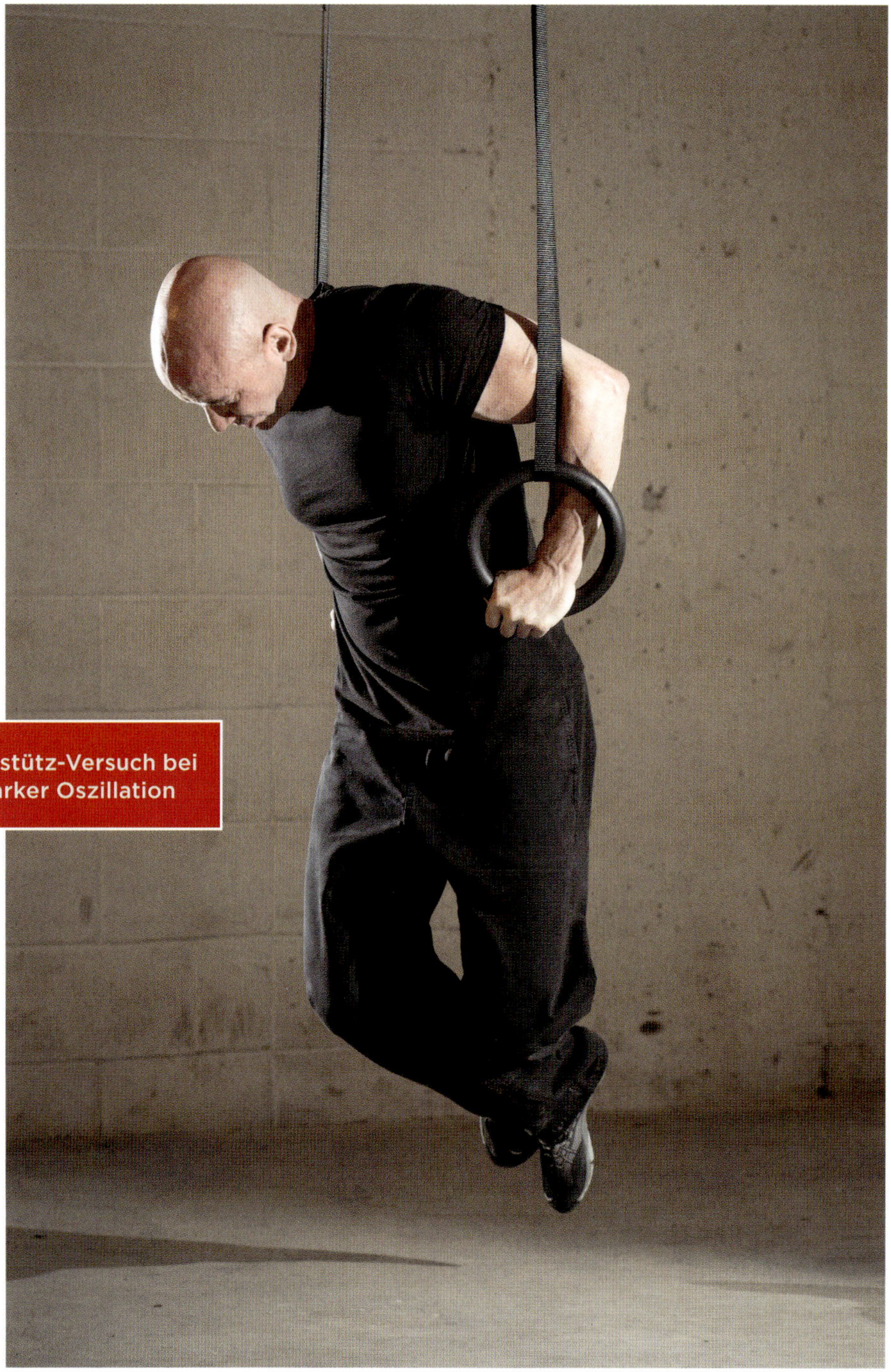

Ringstütz-Versuch bei starker Oszillation

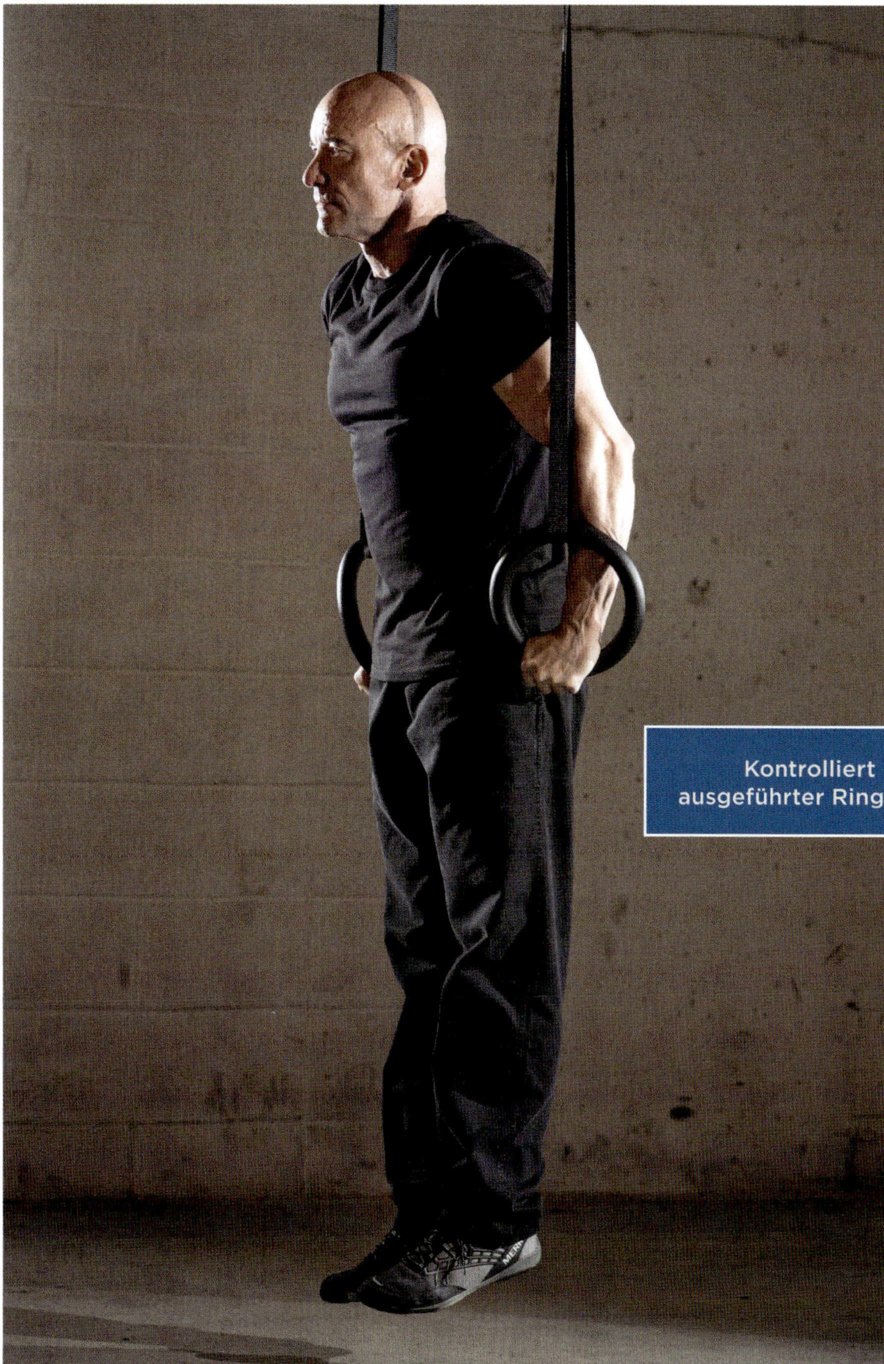

Kontrolliert ausgeführter Ringstütz

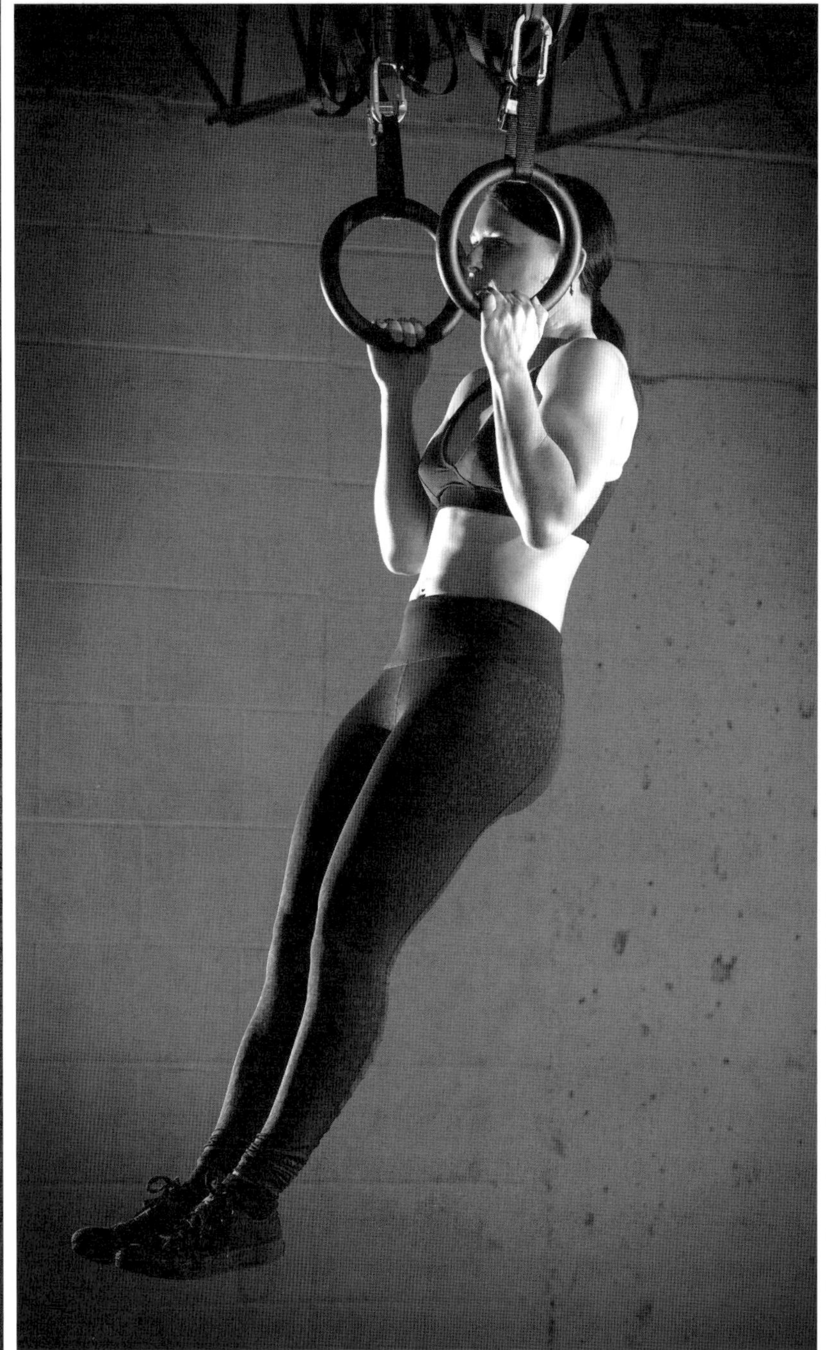

– PRINZIP 2 –
ERGONOMIE

Ergonomie widmet sich der Erforschung von funktionalem Design. Im Speziellen geht es dabei um Dinge, mit denen Menschen physisch interagieren. Wenn ein Gegenstand so gestaltet ist, dass er sich dem menschlichen Körper anpasst und man ihn daher sehr effizient oder sicher handhaben kann, nennt man ihn »ergonomisch«. Ringetraining ist eine ergonomische Aktivität, die mit ergonomischen Geräten durchgeführt wird. Eben diese Qualitäten des Ringetrainings haben mich dazu veranlasst, mich noch einmal von Grund auf mit dem Thema Kraftaufbau zu befassen.

Weil die Ringe sich jedem Trainierenden auf eine Weise anpassen, wie es keine Langhantel, keine Klimmzugstange und keine vermeintlich flexible Maschine im Fitnesscenter vermag, ist Ringetraining von Natur aus ergonomisch. Sie erinnern sich an meine Problematik bei Klimmzügen an der geraden Stange? Die Stange selbst war die Ursache dafür! Durch ihre gerade, starre Form macht sie es unmöglich, die Handgelenke und Ellbogen in eine vernünftige Haltung zu bringen – absolviert man daran Klimmzüge, kann das heftige Gelenkschmerzen nach sich ziehen.

Bei der Ausführung von Klimmzügen an Ringen hingegen drehen sich die Arme automatisch in eine neutrale Position. Die Gelenke werden nicht überlastet, die Haltung fühlt sich von den Handgelenken bis zu den Schultern gut an. Weder Liegestütze noch Dips oder Handstandstütze an den Ringen verursachen wie auch immer geartete Gelenkprobleme. Das ist bemerkenswert, denn wenn man dieselben Übungen mit einer Langhantel, an einer Stange oder, im Falle des Dips, am Barren macht, klagen viele Trainierende unmittelbar über schmerzende Gelenke. Ich zum Beispiel. Ringe hingegen setzen den Reiz dort, wo wir ihn haben wollen: an den beanspruchten Muskeln.

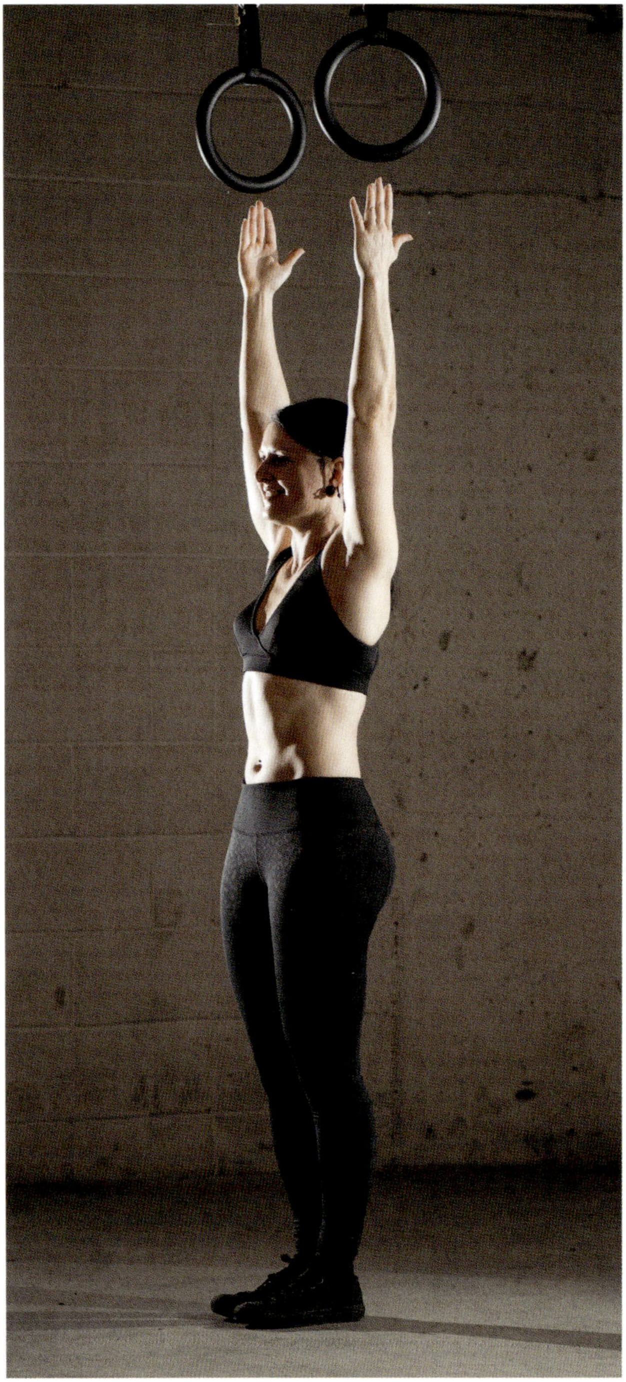

Haltung der Gliedmaßen und Gelenke beim Klimmzug an den Ringen

Beim Ringetraining haben Sie Kontrolle über Höhe und Abstand der Ringe. Auch die Entscheidung über den gewünschten Bewegungsumfang jeder Übung liegt bei Ihnen. Ihre Gliedmaßen und Gelenke nehmen eine natürliche Position ein, die es Ihnen erlaubt, jede Ringübung so auszuführen, dass es sich angenehm anfühlt. Krafttraining an den Ringen ist im Hinblick auf Effizienz und Ergonomie unschlagbar.

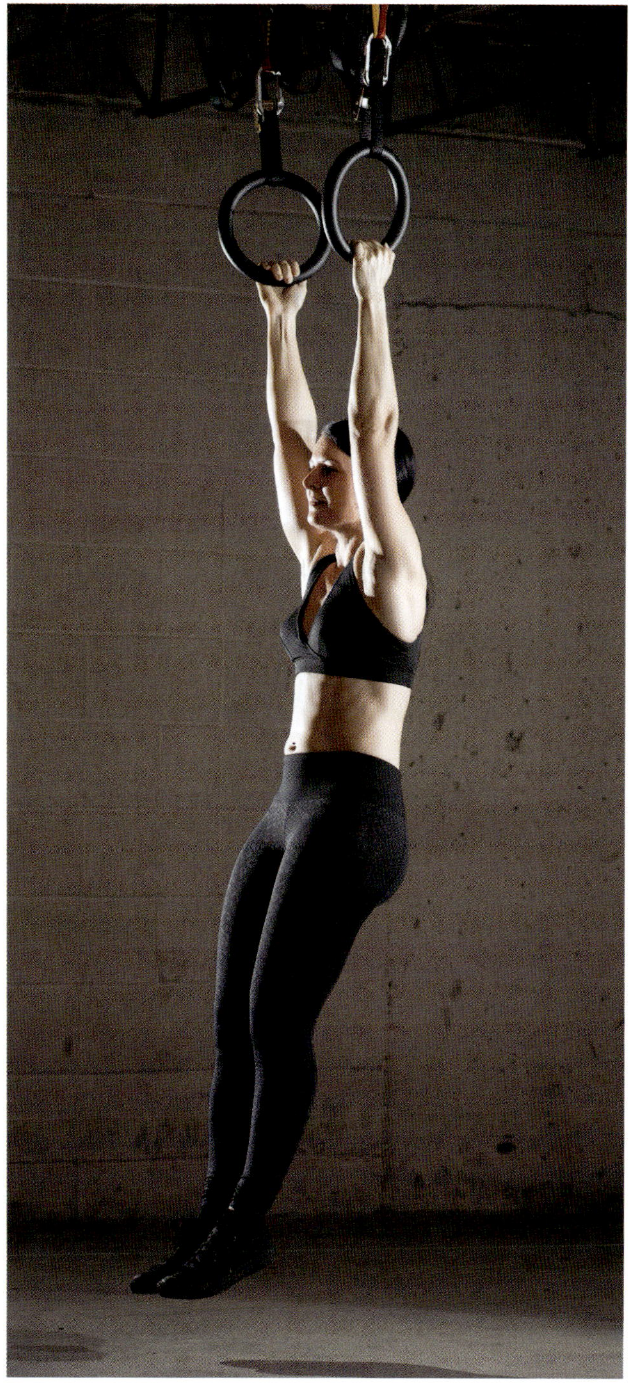

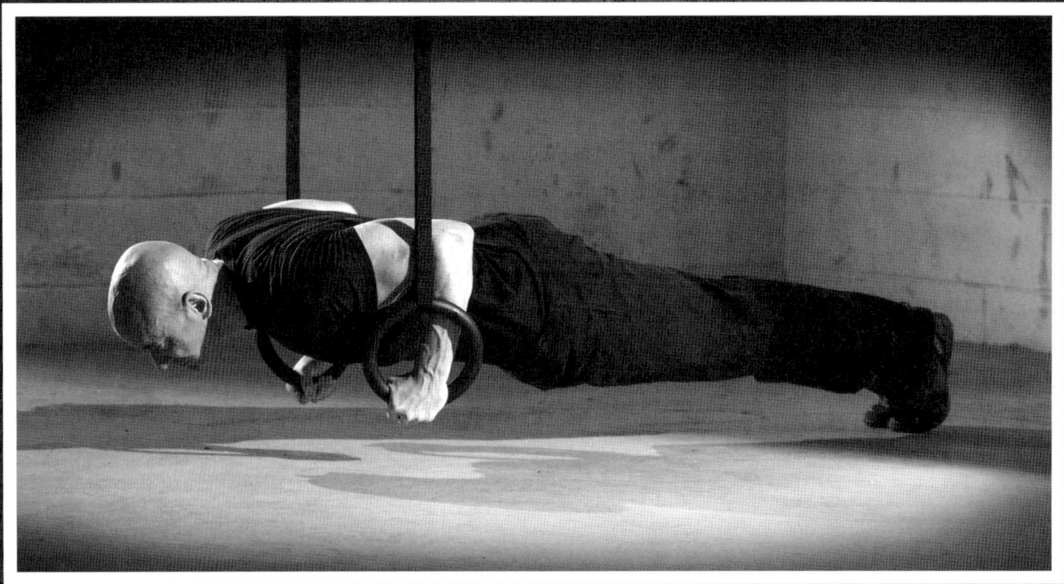

– PRINZIP 3 –
BEWEGUNGSEBENEN

Grundlage der Kraftentwicklung durch Ringetraining sind die Bewegungsebenen, die uns zur Verfügung stehen. Einfach ausgedrückt geht es darum, die natürlichen Bewegungsmuster des Körpers zu verstehen und daraus abzuleiten, wie sich Ringe optimal zur Leistungssteigerung nutzen lassen.

Unser Körper ist in der Lage, viele unterschiedliche Bewegungen auszuführen, und natürlich gibt es eine unendliche Zahl von Variationen. Für uns relevant sind folgende Arten von Bewegungen:

- Mit dem Oberkörper können wir vertikale sowie horizontale Druck- und Zugbewegungen ausführen.
- Mit den unteren Gliedmaßen – also mit Beinen und Becken – sind ebenfalls Druckbewegungen möglich.
- An Streck- und Beugebewegungen des Rumpfes ist die Muskulatur der Körpervorderseite (Brust-, Bauch- und vordere Oberschenkelmuskulatur) beziehungsweise der Körperrückseite (Rücken-, Gesäß- und hintere Oberschenkelmuskulatur) beteiligt.

Zum besseren Verständnis ist auf den folgenden Seiten jede dieser Grundbewegungen mit einem Beispiel illustriert.

GRUNDLEGENDE BEWEGUNGSEBENEN

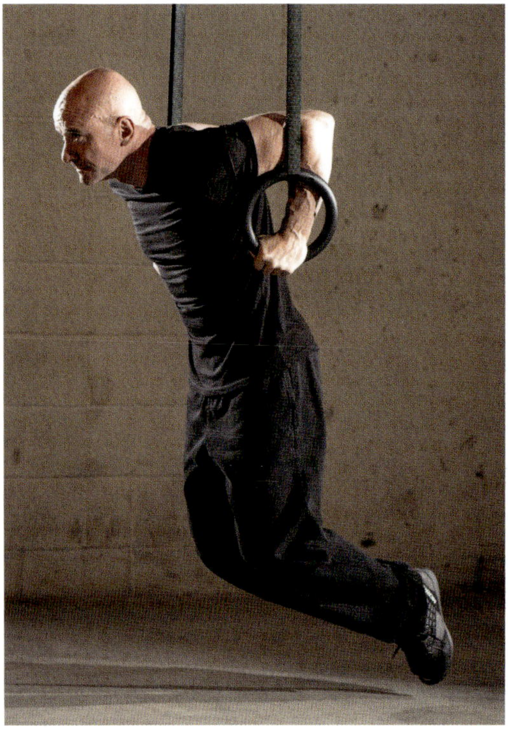

Vertikale Druckbewegung

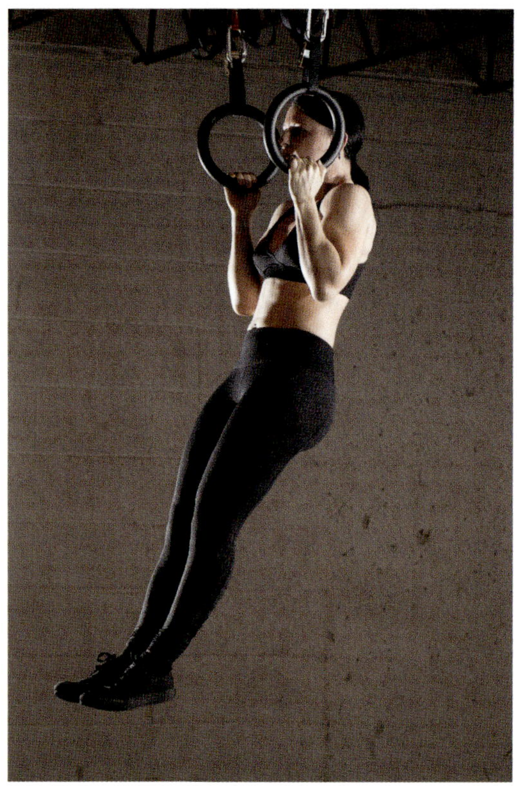

Vertikale Zugbewegung

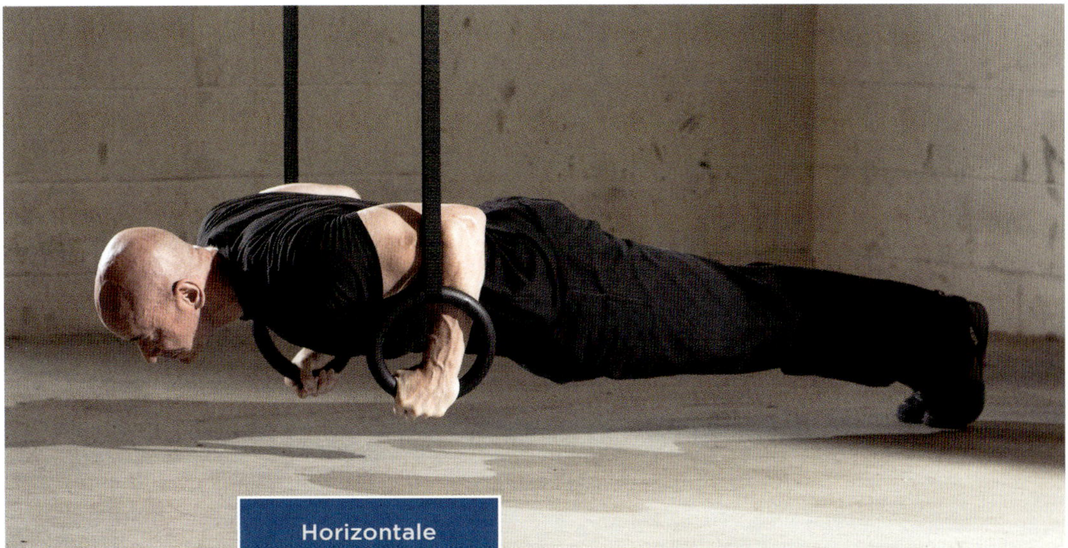

Horizontale Druckbewegung

Horizontale Zugbewegung

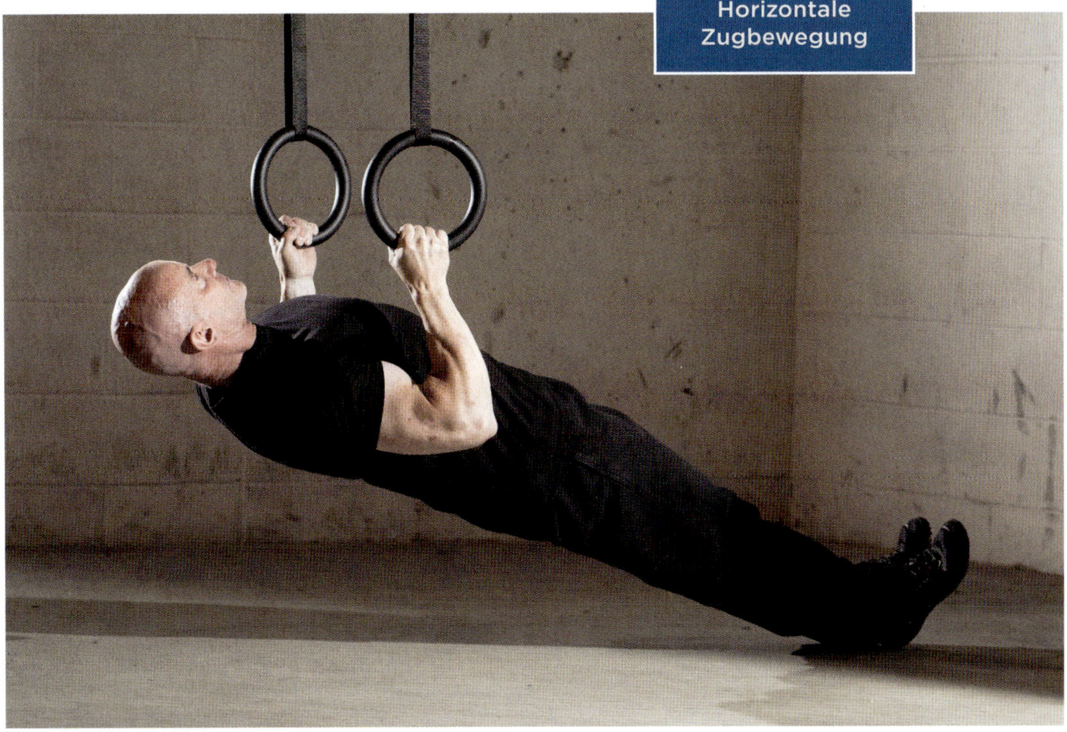

Druckbewegung mit den unteren Gliedmaßen

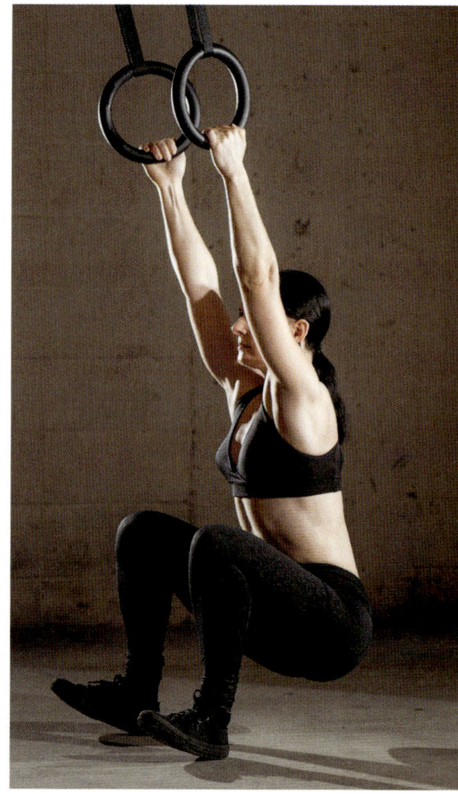

Streckbewegung des Rumpfes

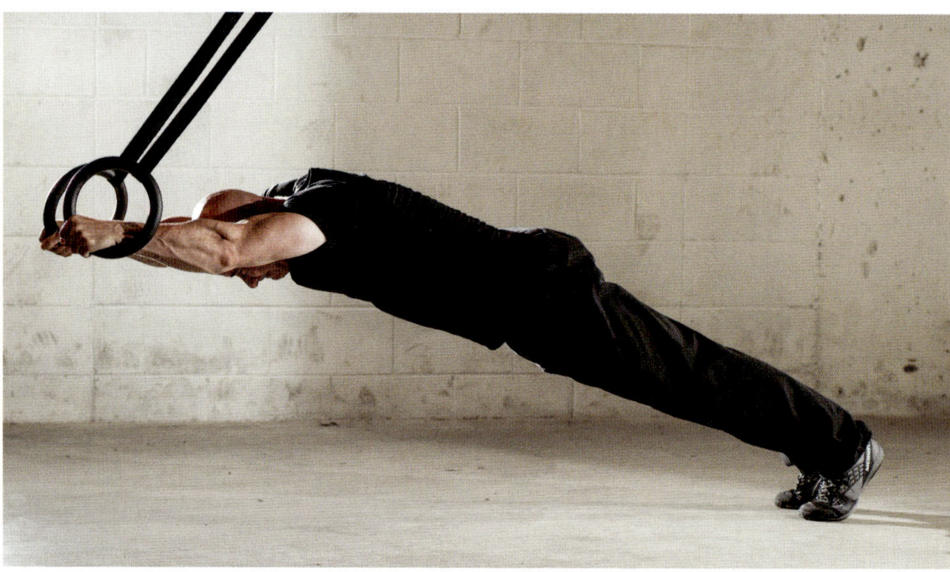

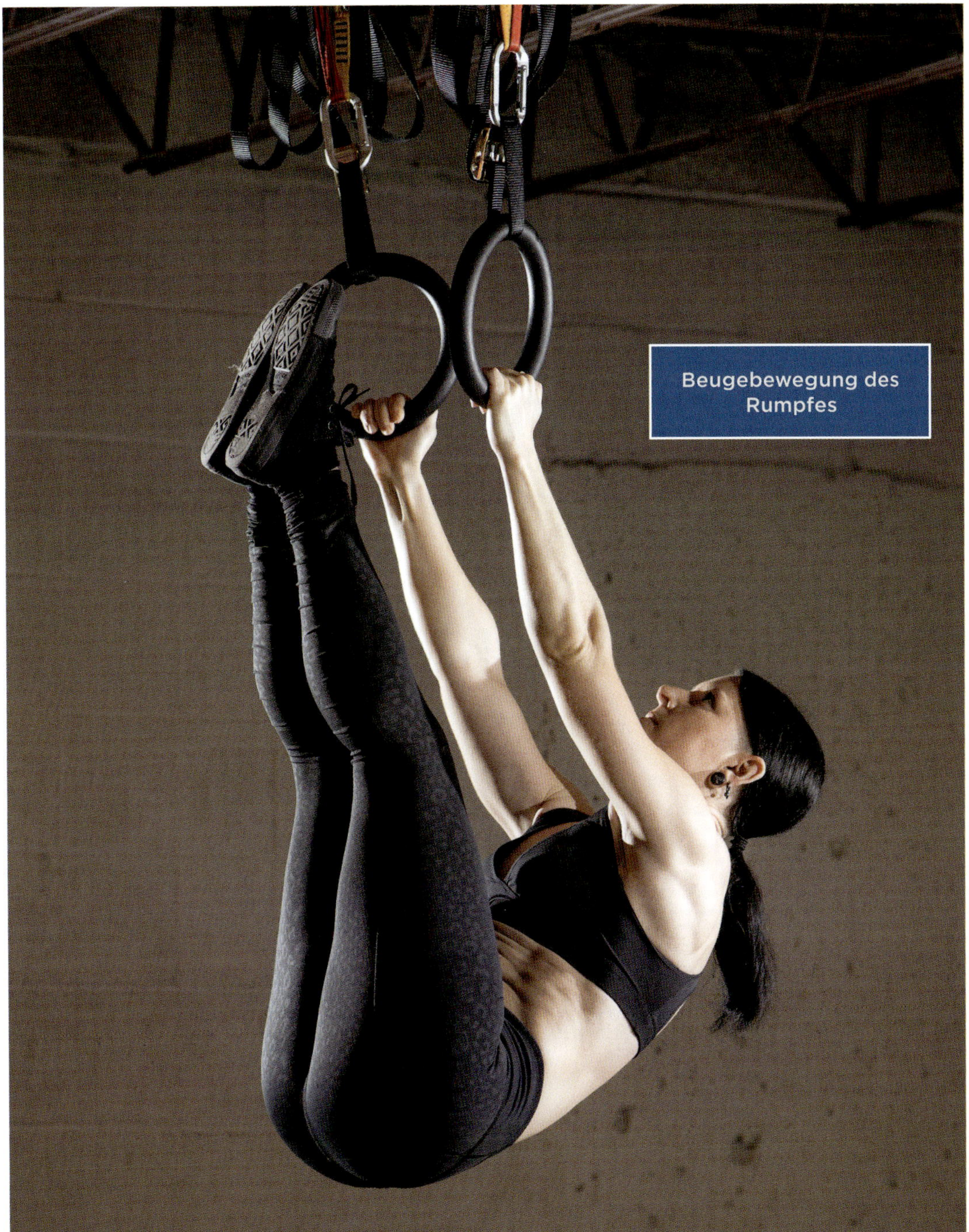
Beugebewegung des Rumpfes

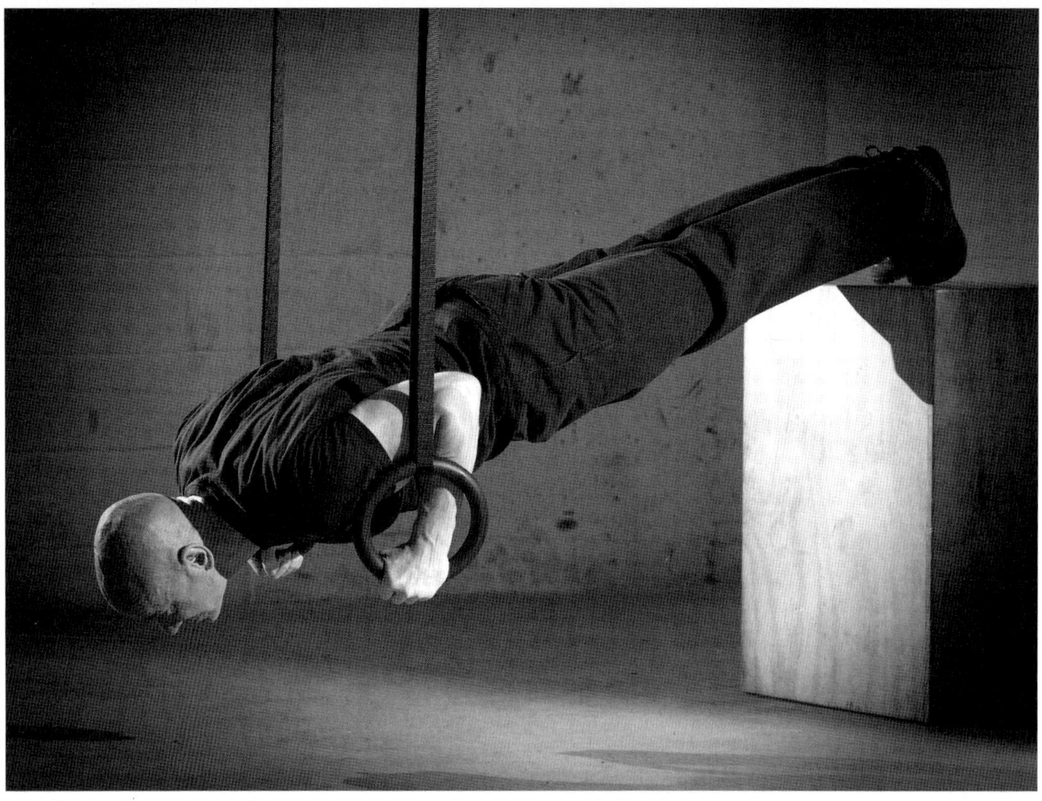

– PRINZIP 4 –
HEBELWIRKUNG UND BELASTUNGS-STEUERUNG

Training an Ringen ist, wie auch Gewichtheben, eine Form von Widerstandstraining. Hauptsächlich bildet das eigene Körpergewicht des Trainierenden den Widerstand. Was jedoch das Ringetraining zu einer so ausgereiften Methode des Kraftaufbaus macht, sind die schier unendlichen Möglichkeiten, den Widerstand in feinsten Abstufungen zu regulieren. Indem Sie die Gurtbänder unterschiedlich justieren und damit die Ringe höher oder niedriger stellen, lässt sich die Intensität jeder beliebigen Übung ganz einfach verändern. Um dieses Prinzip zur Regulierung voll ausnutzen zu können, gilt es zu verstehen, was die Hebelwirkung mit dem Ringetraining zu tun hat.

Im Ringetraining beeinflussen wir über die Veränderung des Hebels die Belastung. Dazu müssen wir zunächst die grundsätzliche Rolle der Belastung im Widerstandstraining erläutern. Steckt man zum Beispiel zwei Gewichtsscheiben à 45 Kilo auf eine 20 Kilo schwere Langhantelstange, dann ist eine tatsächliche Last von 110 Kilo zu heben. Die Belastungsveränderung durch den Einsatz der Hebelwirkung folgt einem anderen Prinzip, das ich als »gefühlte Last« bezeichne. Die gefühlte Last hängt davon ab, wie anspruchsvoll eine Übung ist, und das ist wiederum abhängig davon, welchen Ausführungswinkel und welche Hebellänge Sie wählen. Je nachdem, wie Sie beides verändern, werden Sie die Übung und die damit verbundene Belastung als leichter oder schwerer empfinden.

Ein Beispiel: Bei den Strongman-Wettbewerben, die Sie vielleicht aus dem Fernsehen kennen, gibt es eine Disziplin namens »Leverage Lifting«, bei der die Teilnehmer einen Vorschlaghammer am äußersten Griffende packen. Denn heben sie den Hammer senkrecht nach oben und neigen ihn langsam nach vorn oder sogar nach hinten, in Richtung ihrer Stirn. Das ist ein ziemlicher Kraftakt, denn so ein Vorschlaghammer wiegt rund acht Kilo und er fühlt sich umso schwerer an, je weiter entfernt man ihn vom Hammerkopf hält.

Zur Legende wurde Slim »The Hammerman« Farman: Er führte diese Disziplin mit zwei eigens für ihn angefertigten Vorschlaghämmern mit fast 80 Zentimeter langen Stielen aus, deren Köpfe außerdem mit Zusatzgewichten versehen waren. Slim Farman packte die Hämmer also an den Enden ihrer langen Stiele und streckte die Arme vollständig vor sich aus. Dann senkte er die Vorschlaghämmer gleichzeitig langsam in Richtung seines Gesichts, bis die Hammerköpfe leicht seine Nase berührten – die Arme blieben weiter nach vorn ausgestreckt. Ein kurzes Nachlassen seiner Konzentration oder ein vorübergehendes Muskelversagen hätte genügt, um seine Handgelenke wie Zweige umknicken zu lassen oder seinen Schädel zu zertrümmern.

Der springende Punkt an dieser Geschichte ist folgender: Durch die Art, wie Farman die Hämmer hielt – am äußersten Ende und auf Armeslänge von sich entfernt –, lastete ein Druck von sage und schreibe 787 Kilo auf seinen Handgelenken. Nehmen Sie sich einen Moment Zeit, um sich das Ausmaß dieser Leistung bewusst zu machen. Was ich Ihnen damit verdeutlichen will, ist, dass die Hebelwirkung durch die Modifikation der Trainingsbelastung im Krafttraining zur Anwendung kommt. Gleichzeitig ist sie die wichtigste Variable, um untrainierte Einsteiger auf den Weg zu beeindruckender Kraft zu bringen.

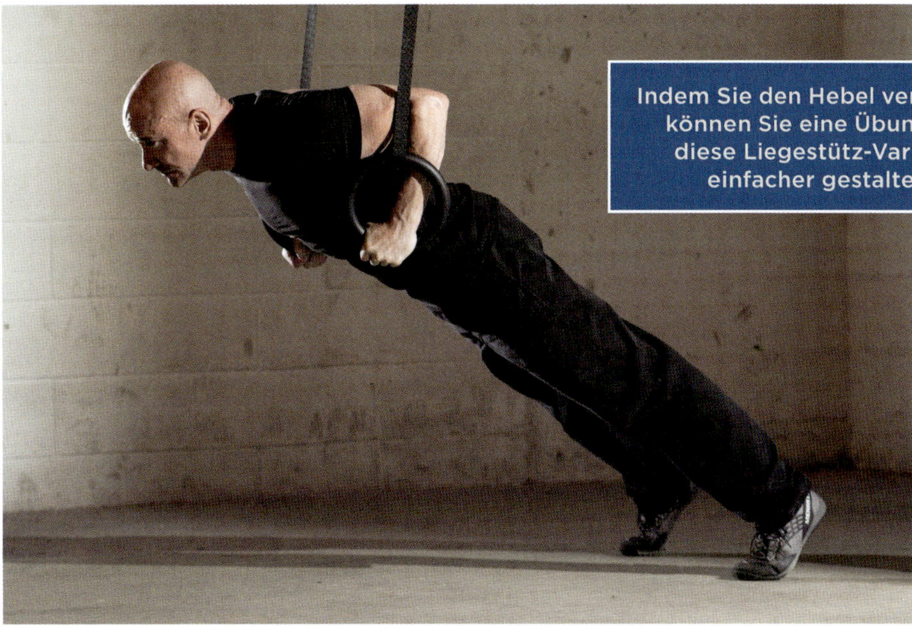

Indem Sie den Hebel verändern, können Sie eine Übung wie diese Liegestütz-Variante einfacher gestalten.

Sie können die Hebelwirkung aber auch so nutzen, dass eine Übung anspruchsvoller wird, wie in dieser Liegestütz-Variante zu sehen ist.

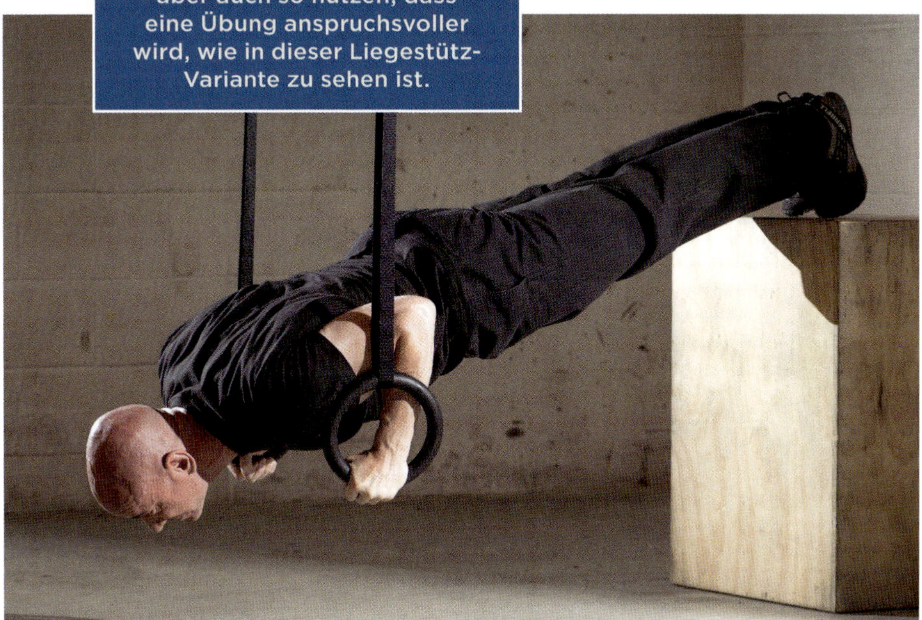

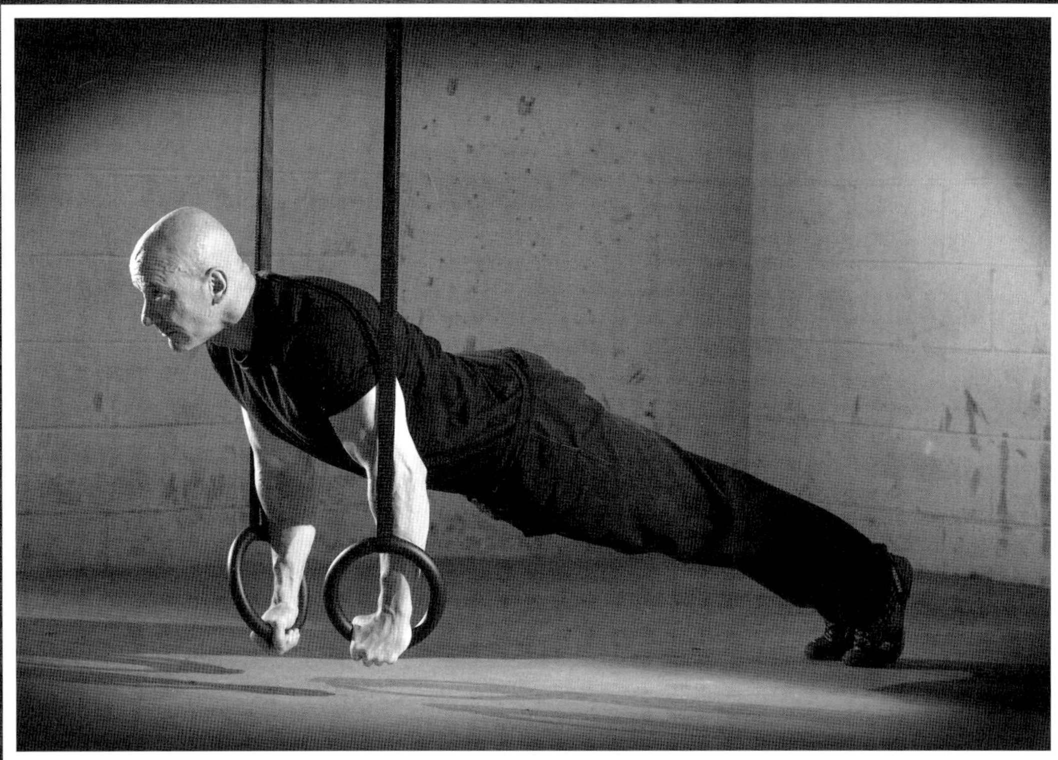

– PRINZIP 5 –
KÖRPERSPANNUNG ALS TECHNIK

Einer der größten Vorzüge des Ringetrainings liegt in der einzigartigen Weise, in der es uns eine korrekte Haltung und Körpermechanik lehrt. Das heißt nicht, dass man Ringübungen nicht auch falsch ausführen könnte. Aber hier ist ein Paradox am Werk: Es ist schwieriger, diese Übungen falsch auszuführen als richtig.

Sie können das hier und jetzt ausprobieren, um zu verstehen, wovon ich spreche: Gehen Sie in die Ausgangsposition für einen Liegestütz. Konzentrieren Sie sich darauf, ihren Körper von den Zehenspitzen bis zu den Schultern zu straffen. Spannen Sie komplett alle Muskeln an – die in den Füßen, den Waden, den Oberschenkeln, im Gesäß und im Bauch, alle. Dann, wenn Ihr Körper im Ganzen die Muskelspannung hält, machen Sie einen Liegestütz. Vorausgesetzt, Sie verfügen bereits über ausreichend Kraft, um zumindest ein paar Liegestütze auszuführen, werden Sie feststellen, dass die Muskelspannung es Ihnen ermöglicht, sich mit vergleichsweise geringer Anstrengung ausgesprochen kraftvoll und effizient auf und ab zu bewegen.

Um Ihnen im Gegensatz dazu bewusst zu machen, was bei »falscher« Ausführung passiert, machen Sie noch einmal einen oder mehrere Liegestütze – doch dieses Mal ohne Körperspannung. Versuchen Sie sich mit schlaffer Körpermitte und ohne angespannte Bauch- und Beinmuskulatur hochzustemmen. Sie werden feststellen, dass der Liegestütz nicht nur recht kläglich aussieht, sondern auch wesentlich anstrengender ist. Ohne den Spannungsaufbau verwandelt sich Ihr Körper in totes Gewicht. Sie erleben dasselbe Phänomen wie beim Tragen eines Sandsacks: Das Gewicht ist aufgrund der »Formlosigkeit des Behältnisses« relativ schwer zu handhaben.

Ringetraining macht sich diesen Effekt zunutze. Fehlende Körperspannung bei einer Bodenübung ist die eine Sache – wenn Sie jedoch in Stützposition an den Ringen hängen, merken Sie den Unterschied definitiv. Turner und andere Sportler aus dem Profibereich wissen es: Körperspannung ist einfach das A und O. Auch bei allen Kraftübungen an den Ringen ist die bewusste Kontrolle der Muskelspannung der Schlüssel zur Leistungsfähigkeit. Wenn Sie in der Lage sind, Ihre Körperspannung zu halten, dann wissen Sie, dass Sie eine Übung korrekt ausführen.

Liegestütz-Versuch an den Ringen in schlaffer Körperhaltung

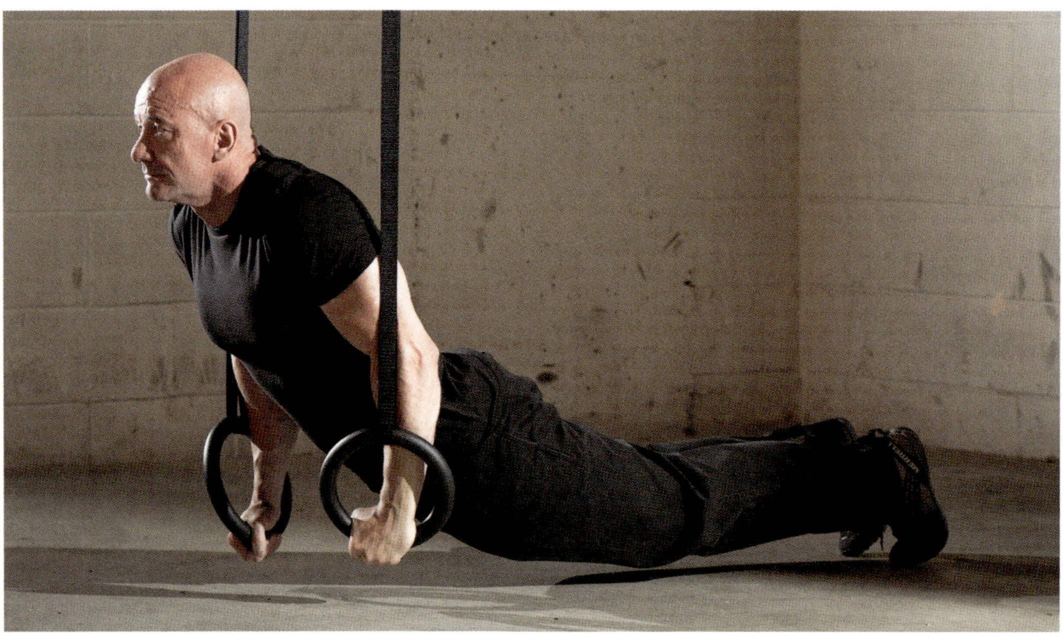

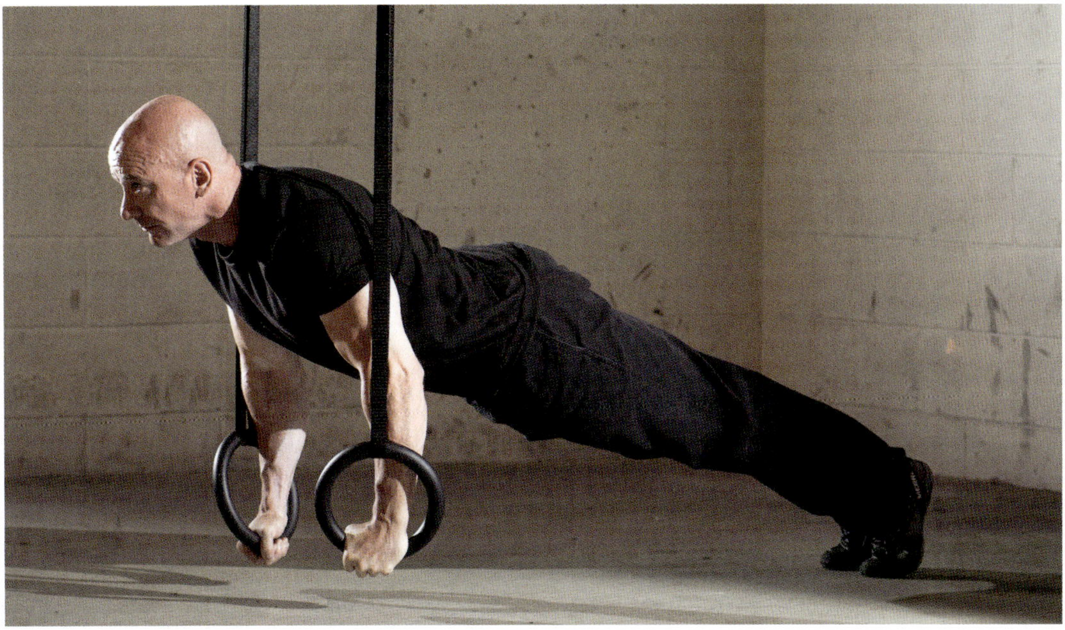

Ausführung des Liegestützes unter Körperspannung

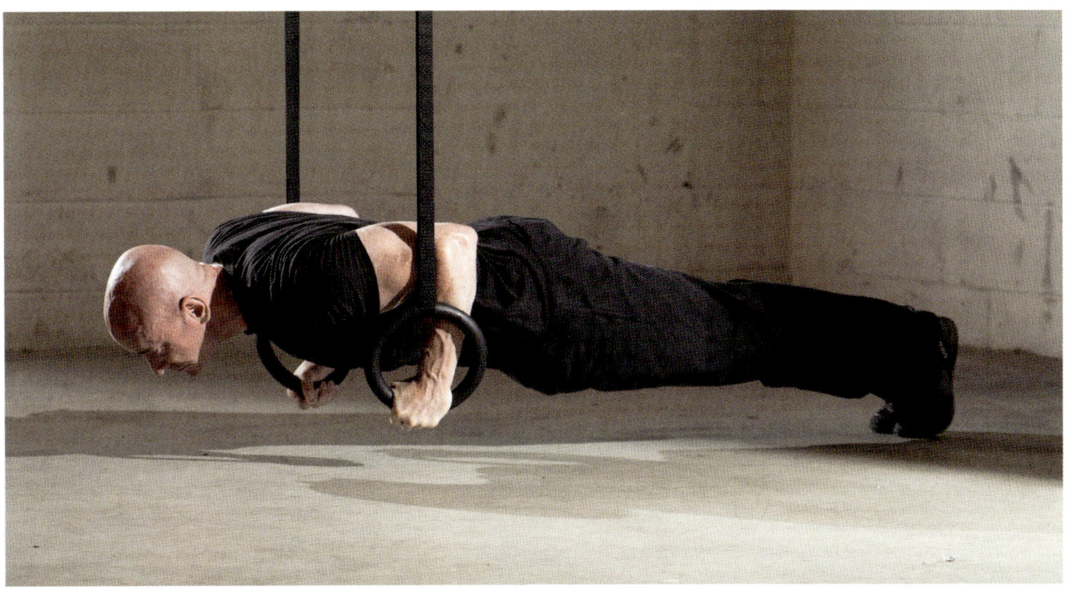

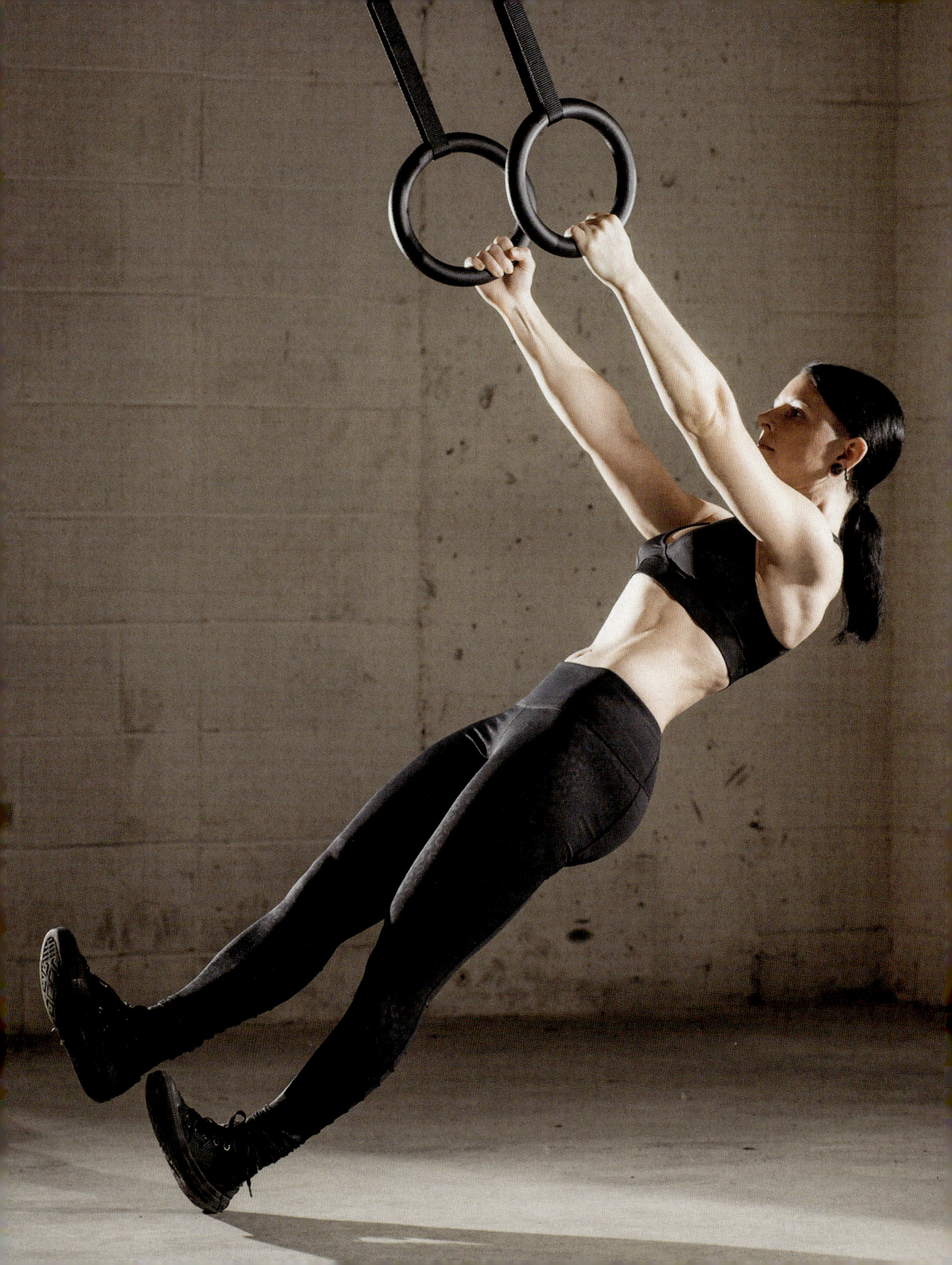

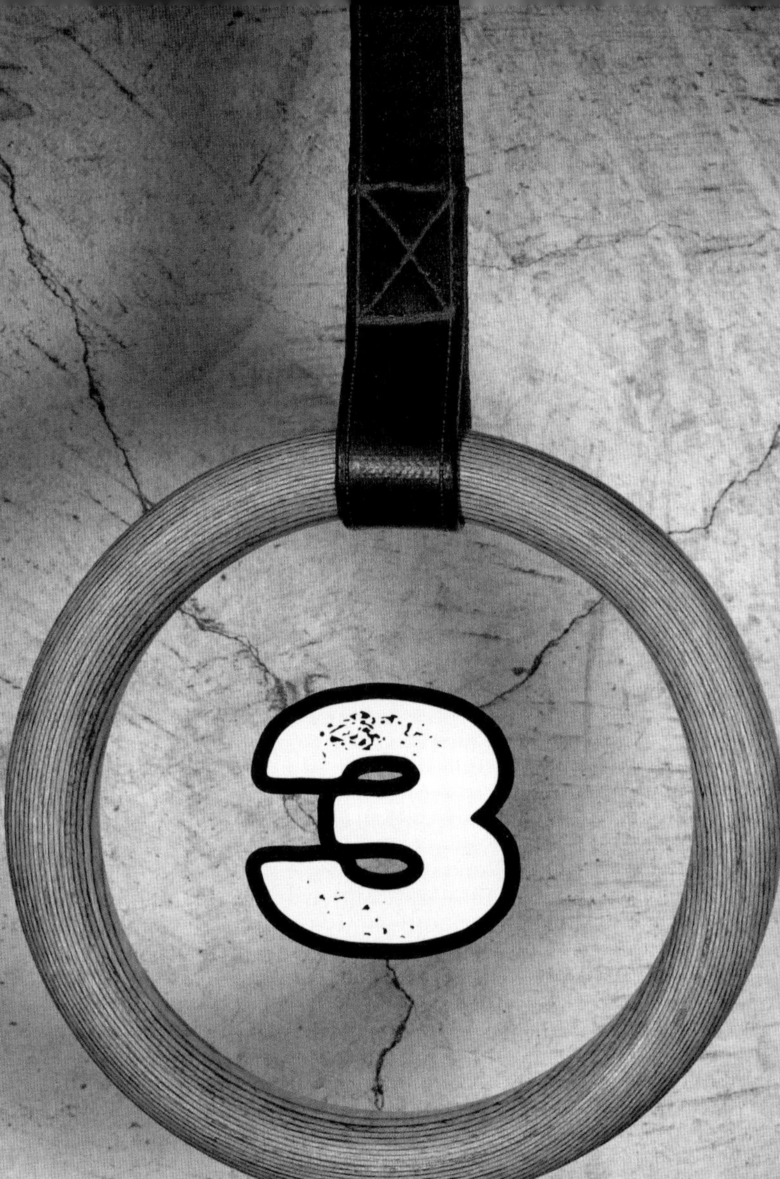

3

ÜBUNGSABLÄUFE AN DEN RINGEN

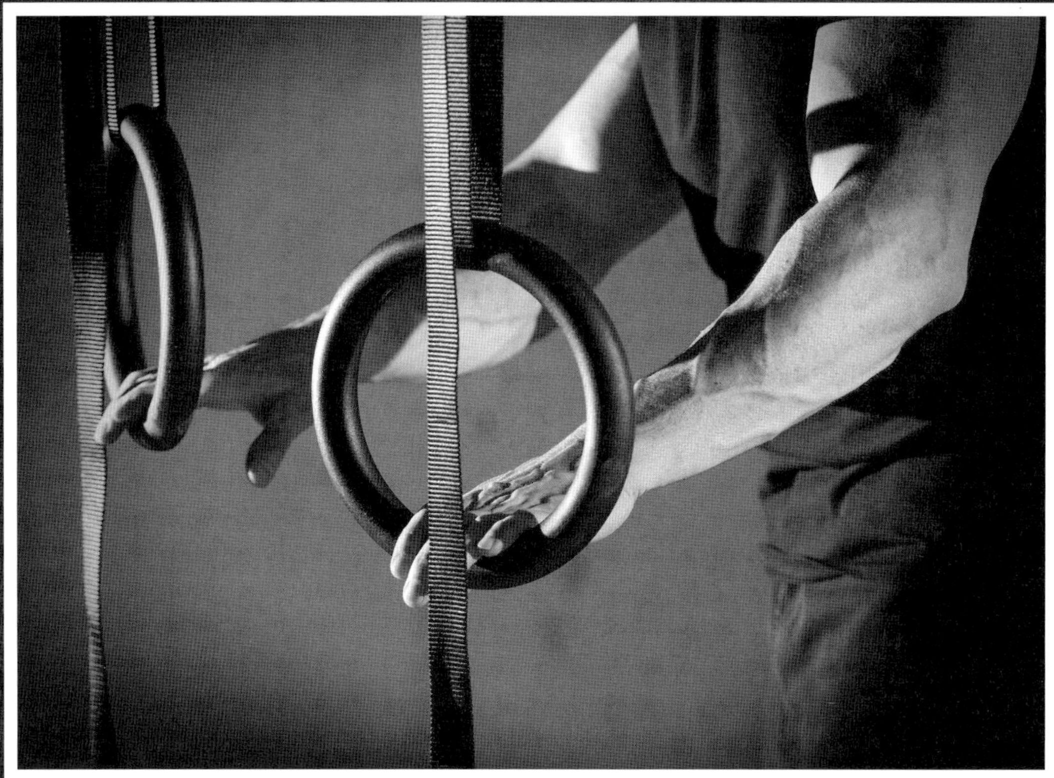

DIE RINGE EINSTELLEN

Es ist elementar, dass Sie wissen, wie Sie Ihre Ringe korrekt einstellen. Denn das ist die Grundvoraussetzung für ein sicheres, verletzungsfreies Training – das gilt für Trainer wie für Trainierende gleichermaßen.

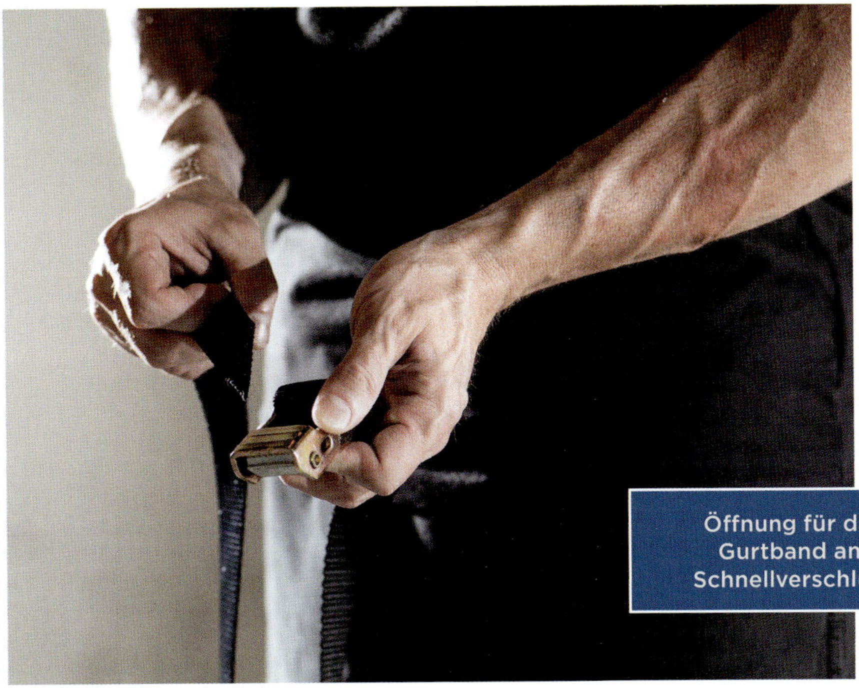

Öffnung für das Gurtband am Schnellverschluss

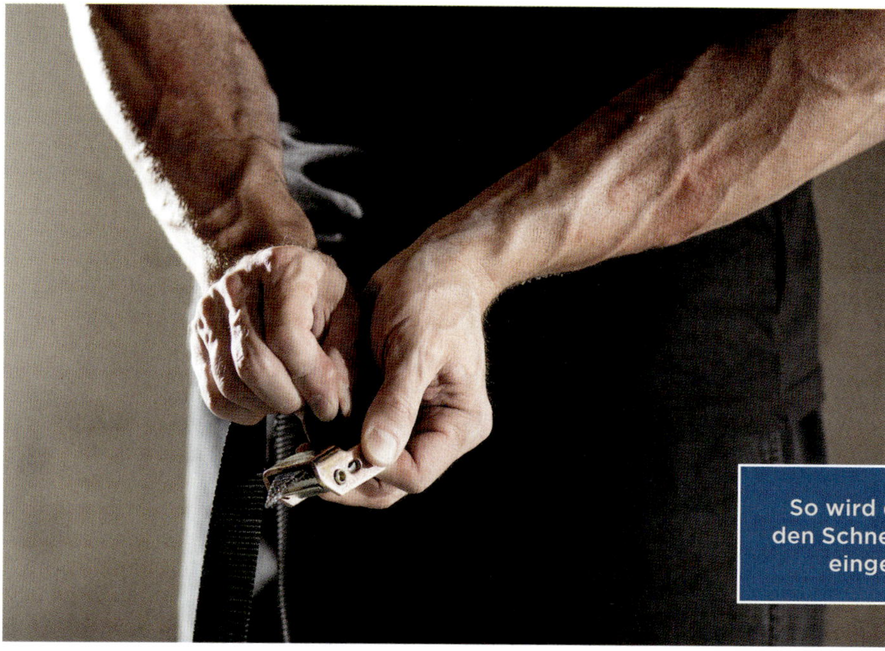

So wird der Gurt in den Schnellverschluss eingefädelt.

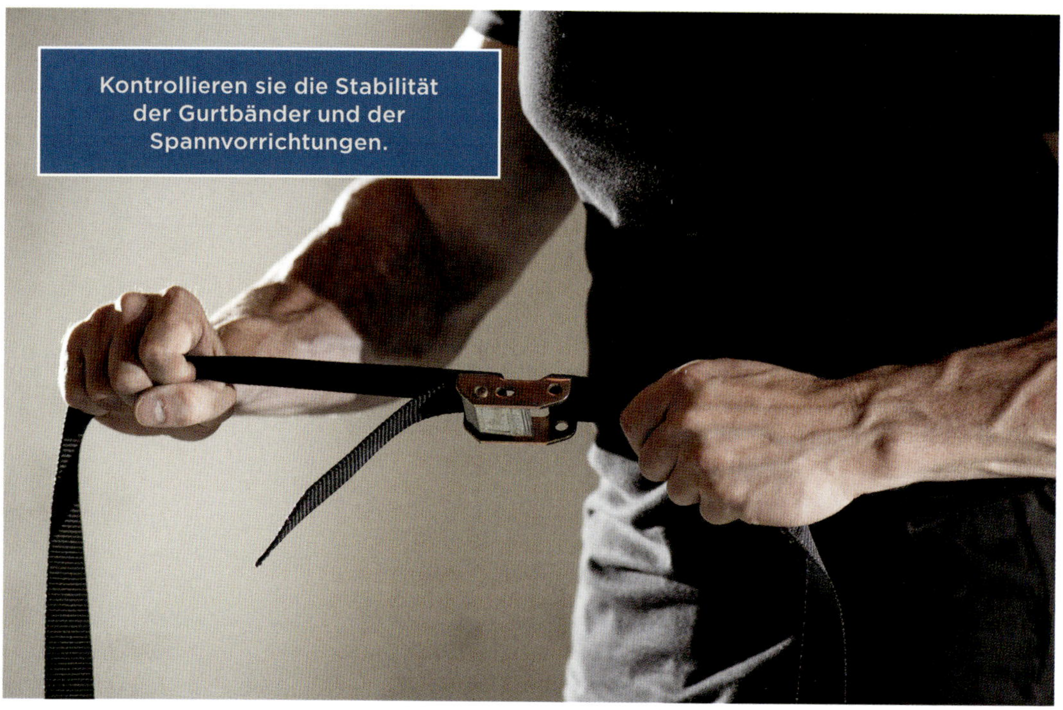

Kontrollieren sie die Stabilität der Gurtbänder und der Spannvorrichtungen.

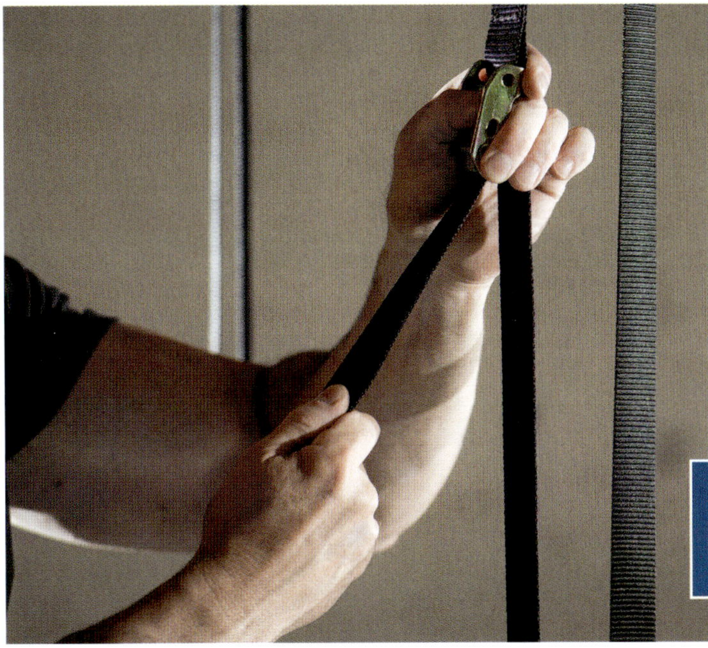

Über die Schnellverschlüsse wird die Höhe der Ringe eingestellt.

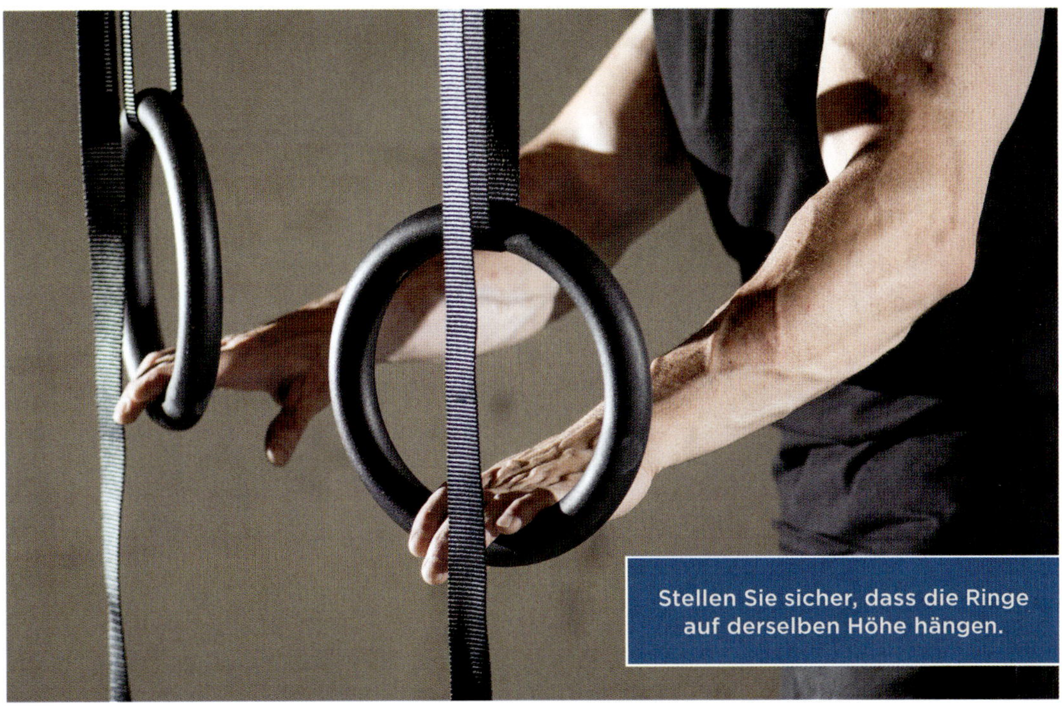

Stellen Sie sicher, dass die Ringe auf derselben Höhe hängen.

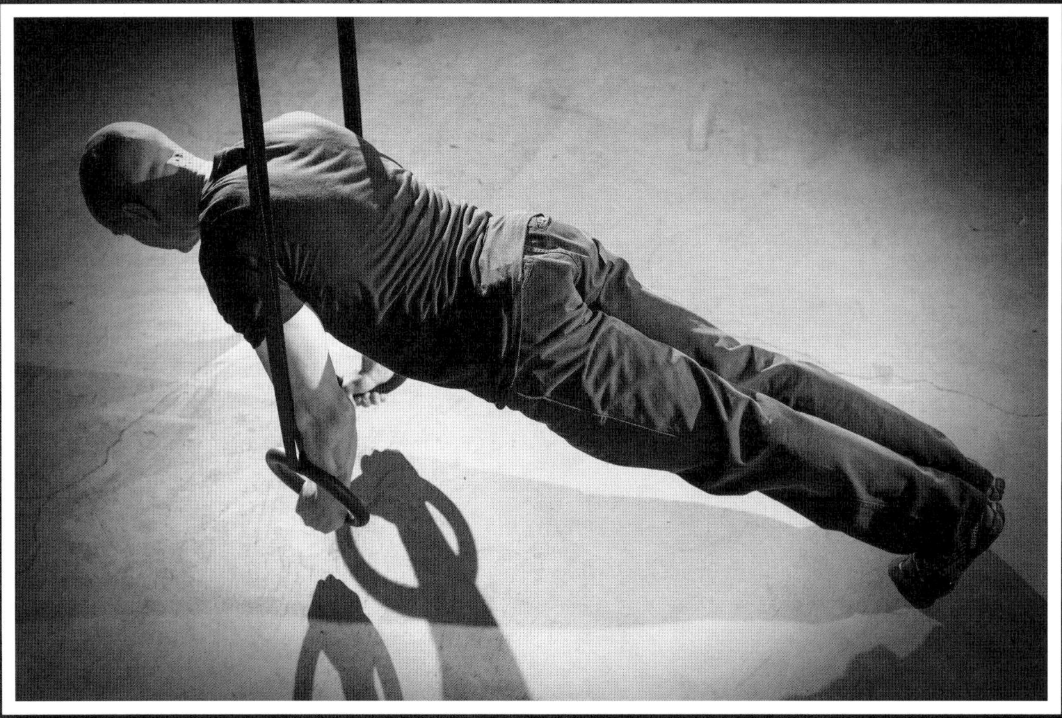

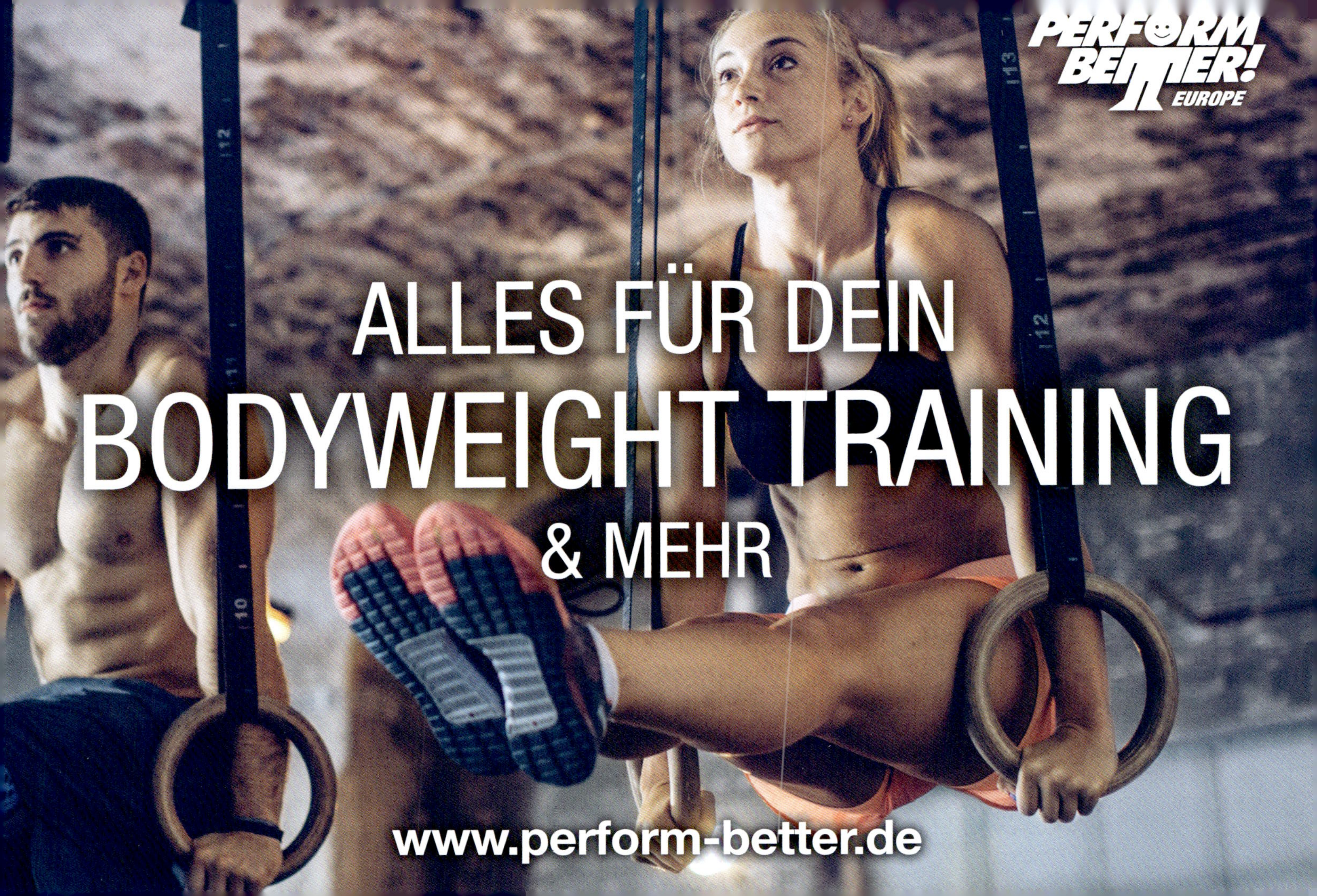
PERFORM BETTER! EUROPE
ALLES FÜR DEIN
BODYWEIGHT TRAINING
& MEHR
www.perform-better.de

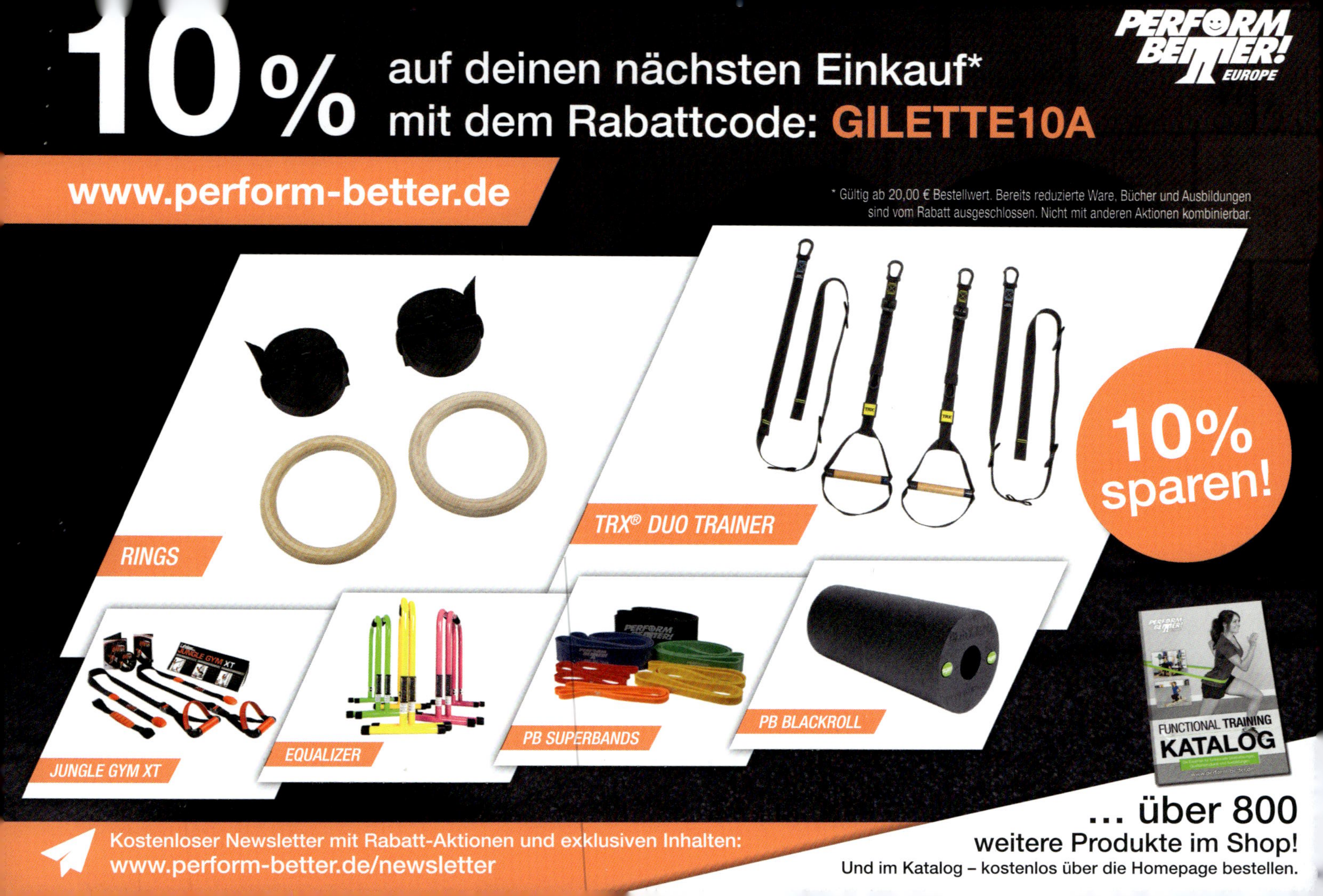
PERFORM BETTER! EUROPE
10% auf deinen nächsten Einkauf* mit dem Rabattcode: GILETTE10A
www.perform-better.de
* Gültig ab 20,00 € Bestellwert. Bereits reduzierte Ware, Bücher und Ausbildungen sind vom Rabatt ausgeschlossen. Nicht mit anderen Aktionen kombinierbar.
RINGS
TRX® DUO TRAINER
10% sparen!
JUNGLE GYM XT
EQUALIZER
PB SUPERBANDS
PB BLACKROLL
FUNCTIONAL TRAINING KATALOG
... über 800 weitere Produkte im Shop!
Und im Katalog – kostenlos über die Homepage bestellen.
Kostenloser Newsletter mit Rabatt-Aktionen und exklusiven Inhalten:
www.perform-better.de/newsletter

HORIZONTALE DRUCKÜBUNGEN

– LIEGESTÜTZ AN DEN RINGEN –

Die erste Übungsfolge wird Ihnen wahrscheinlich bekannt vorkommen: Wir beginnen damit, Ihr Wissen über die korrekte Haltung und Bewegungsdurchführung beim Liegestütz (Push-up) ein wenig aufzufrischen. Der wesentliche Unterschied zum klassischen Liegestütz besteht darin, dass wir ihn an den Ringen ausführen. Die Ringe erweitern unseren Spielraum bei der Kontrolle des Bewegungsumfangs gegenüber der klassischen Variante beträchtlich.

ÜBUNGSAUFBAU

Vermeiden Sie es, Ihre Arme seitlich vom Rumpf in die Gurte zu drücken.

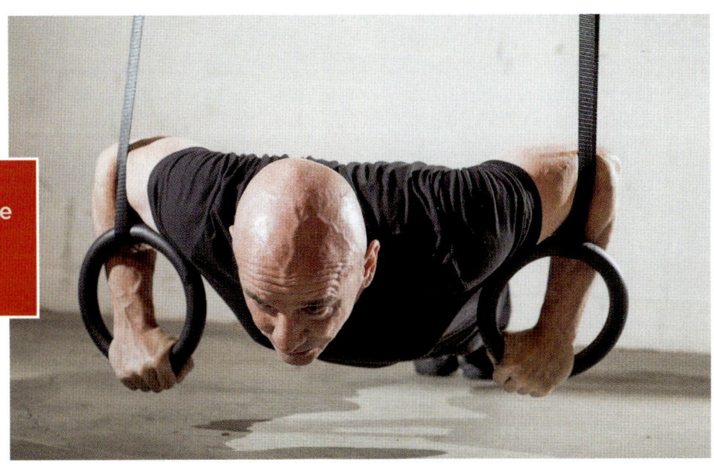

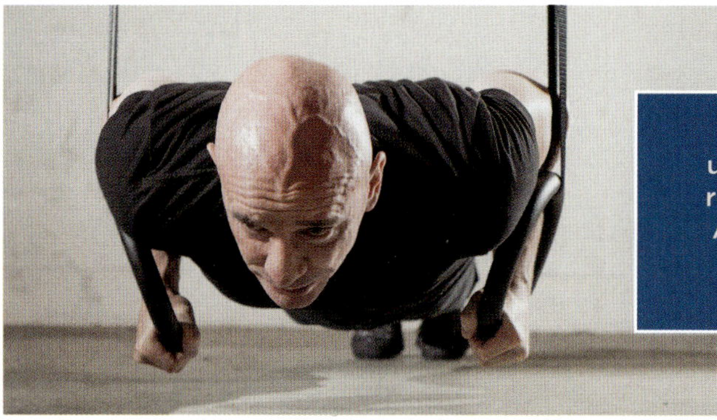

Um die Belastung der Schultern und Ellbogen auf ein Minimum zu reduzieren, sind die Arme bei der Ausführung von Liegestützen an den Ringen im Innenwinkel um 45 Grad gebeugt.

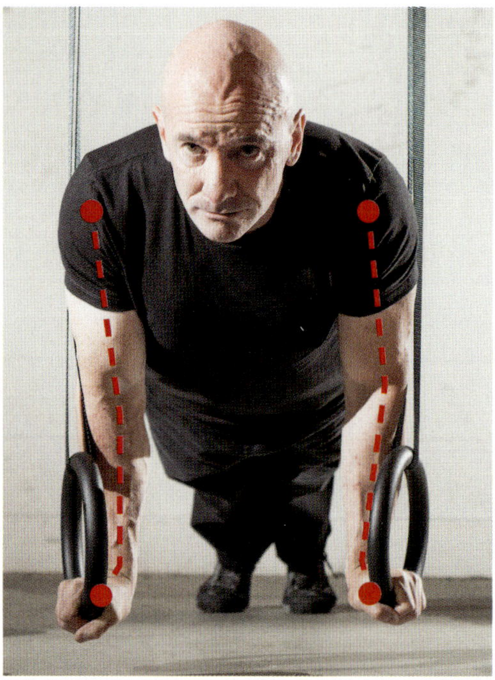

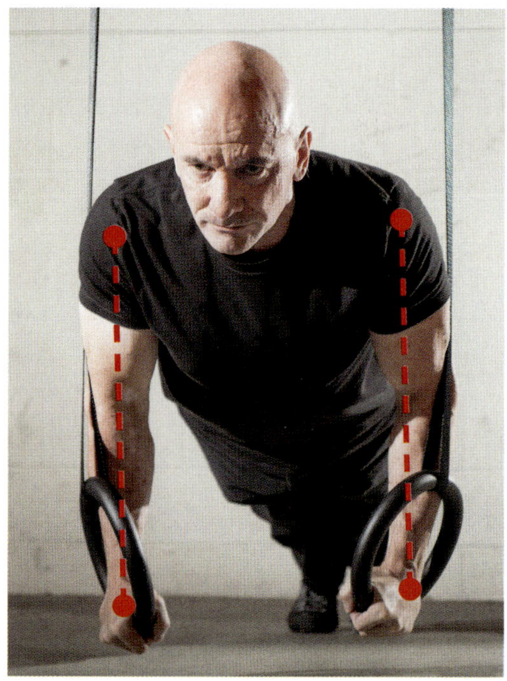

Knicken Sie die Handgelenke nicht ab.

Halten Sie Hände, Handgelenke und Unterarme in einer Linie, während Sie Liegestütze an den Ringen ausführen.

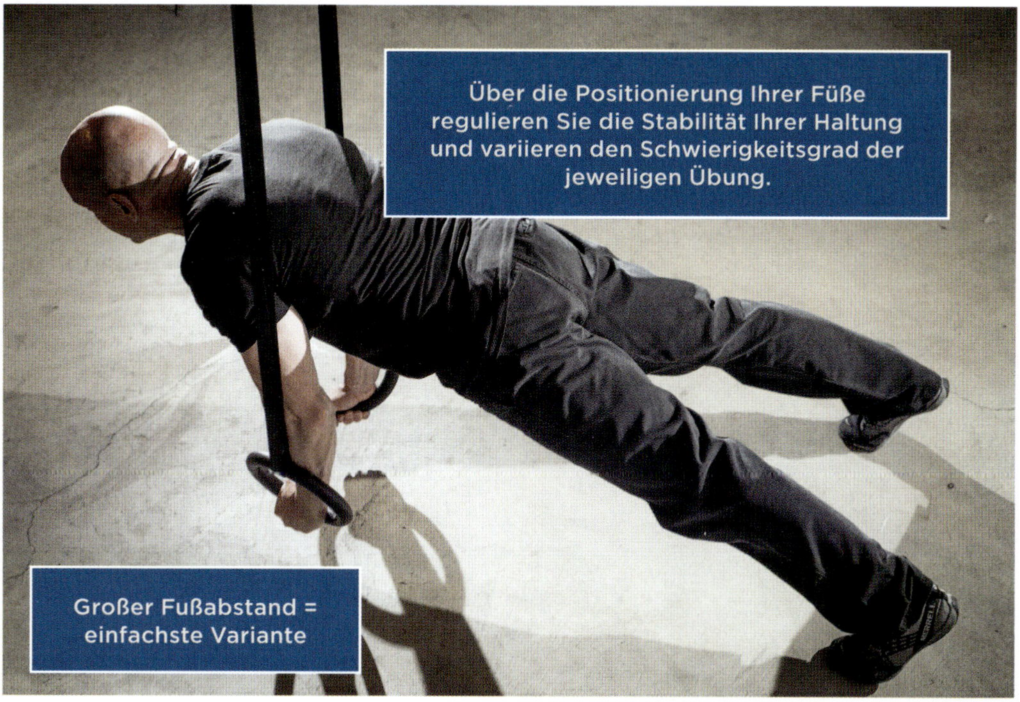
Über die Positionierung Ihrer Füße regulieren Sie die Stabilität Ihrer Haltung und variieren den Schwierigkeitsgrad der jeweiligen Übung.
Großer Fußabstand = einfachste Variante

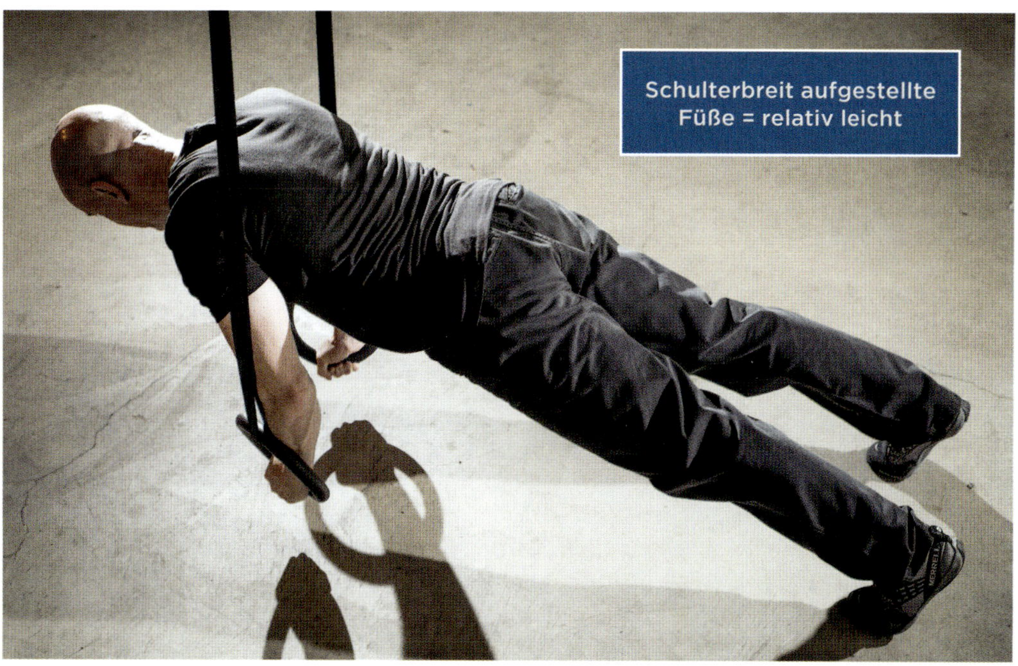
Schulterbreit aufgestellte Füße = relativ leicht

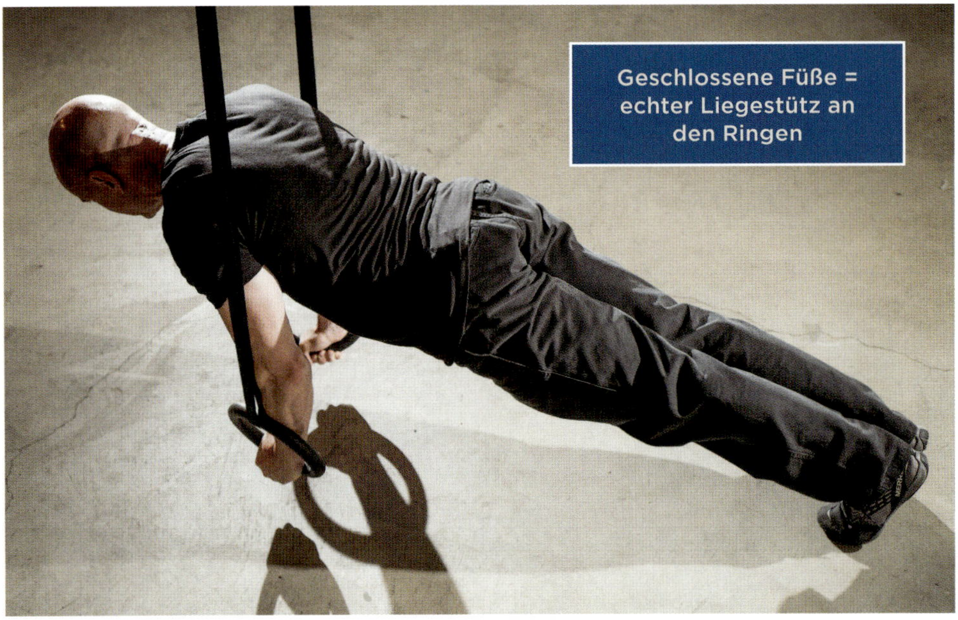

DEN ANGEMESSENEN SCHWIERIGKEITSGRAD WÄHLEN

Wie Sie die Ringe im Hinblick auf Sicherheit richtig einstellen, wissen Sie bereits. Für ein erfolgreiches Training und die risikolose und effektive Ausführung des Liegestützes an den Ringen benötigen Sie noch ein paar zusätzliche Informationen. Im Folgenden finden Sie für jede Übungssequenz drei Varianten. Jede davon hat einen anderen Schwierigkeitsgrad. Die letzte ist jeweils der »Standard«, den wir bei der Übung anstreben.

Machen Sie sich bewusst, dass Sie nicht auf die drei gezeigten Übungsvarianten beschränkt sind. Ihnen alle Möglichkeiten vorzustellen, würde den Rahmen dieses Buches sprengen. Mit den drei Alternativen möchte ich Ihnen also nur einen ersten Vorgeschmack auf die nahezu unbegrenzten Möglichkeiten des Ringetrainings geben.

Abhängig von Ihrer aktuellen Fitness kann es bei einigen Übungen erforderlich sein, sie so zu modifizieren, dass sie noch einfacher als die jeweiligen Einsteigervarianten werden. Das ist kein Problem – es geht einzig und allein darum, bei Ihrem momentanen Leistungsstand anzusetzen und sich von dort aus weiterzuentwickeln.

Lassen Sie uns also anfangen ...

LIEGESTÜTZ AN DEN RINGEN: VARIANTE 1

Ausgangsposition
- Der Winkel zwischen Körper und Boden beträgt etwa 125 Grad.
- Die Füße stehen in eineinhalbfacher Schulterbreite.

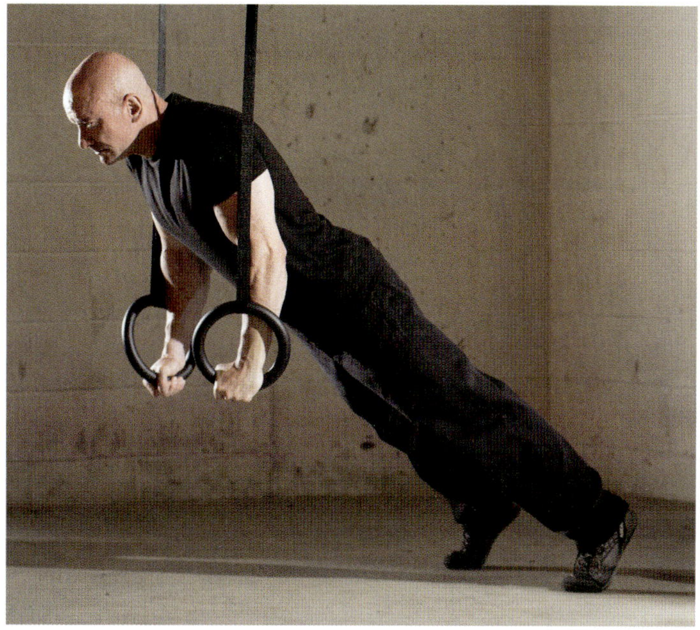

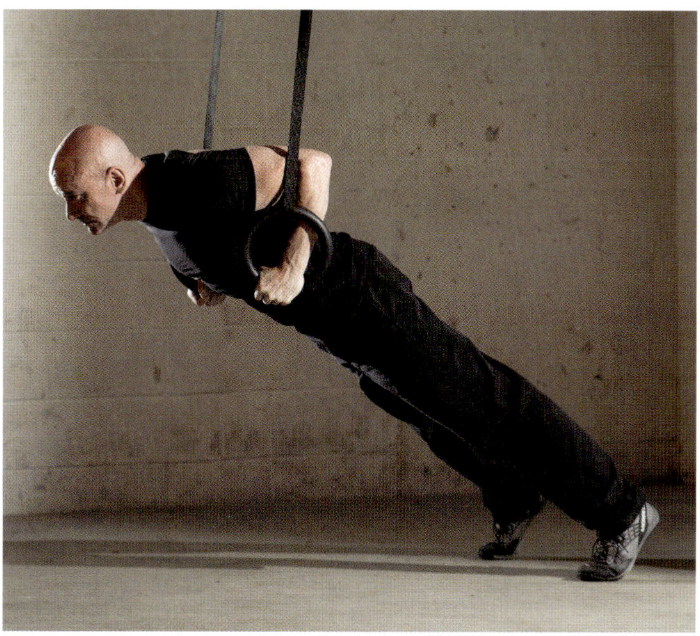

Endposition

LIEGESTÜTZ AN DEN RINGEN: VARIANTE 2

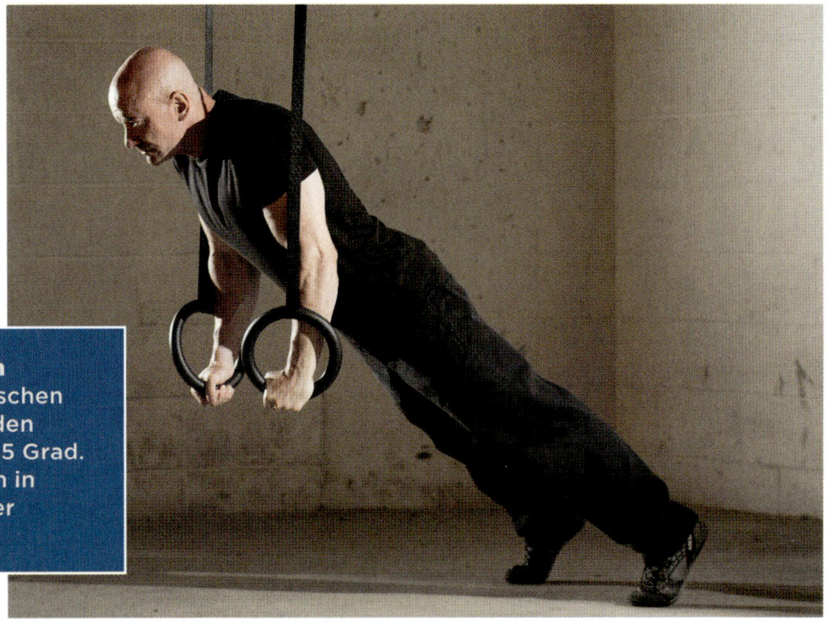

Ausgangsposition

- Der Winkel zwischen Körper und Boden beträgt etwa 135 Grad.
- Die Füße stehen in eineinhalbfacher Schulterbreite.

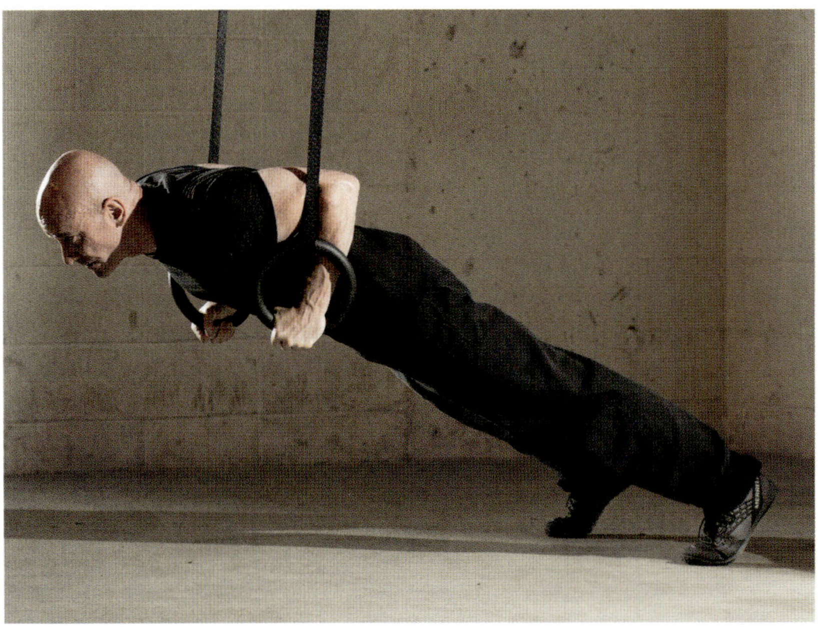

Endposition

LIEGESTÜTZ AN DEN RINGEN: VARIANTE 3

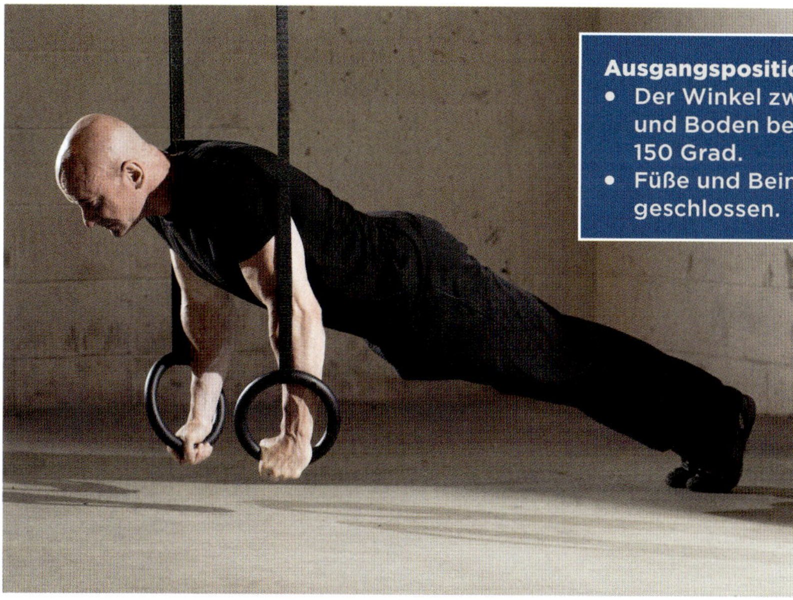

Ausgangsposition
- Der Winkel zwischen Körper und Boden beträgt etwa 150 Grad.
- Füße und Beine sind geschlossen.

Endposition

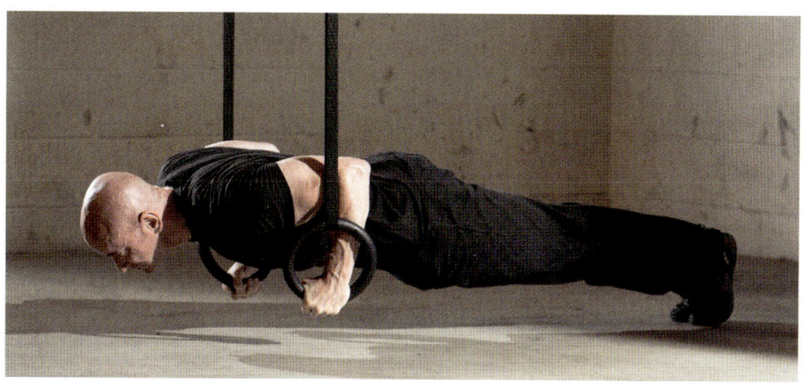

CHECKLISTE LIEGESTÜTZ AN DEN RINGEN

- Ihr Körper bildet von den Fersen zu den Schultern eine gerade Linie.
- Überstrecken Sie nicht den Nacken.
- Halten Sie die Körperspannung.
- Wenn Sie merken, dass Sie bei den Wiederholungen nachlassen, dann stellen Sie die Ringehöhe so ein, dass eine saubere Ausführung der Übung möglich ist.

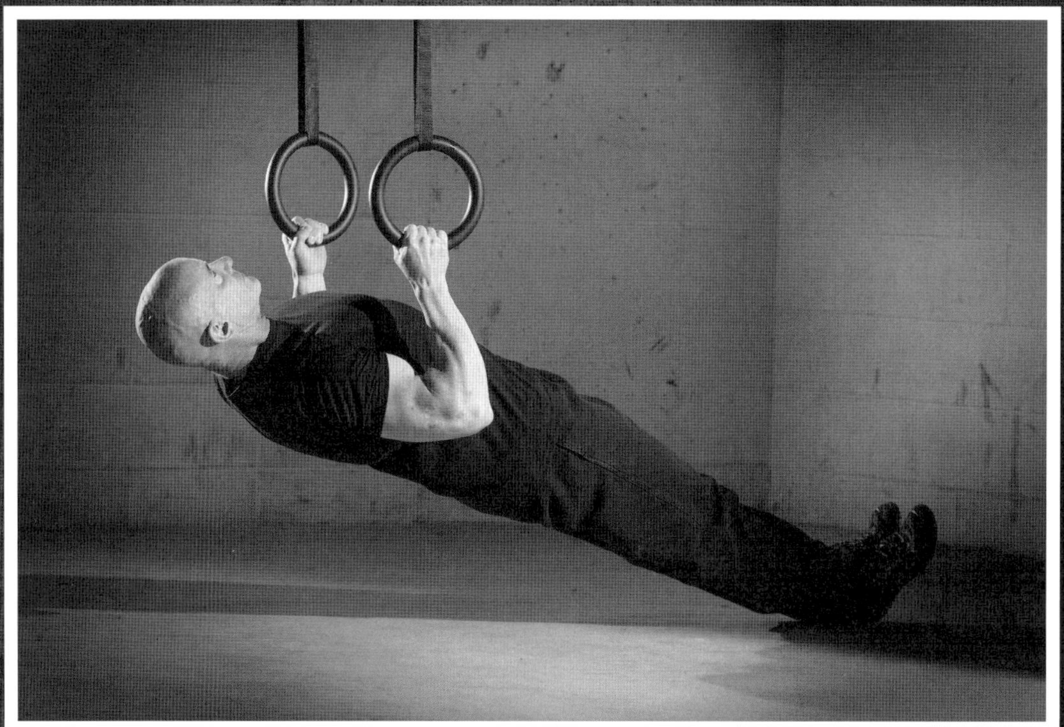

HORIZONTALE ZUGÜBUNGEN

– RUDERN AN DEN RINGEN –

ÜBUNGSAUFBAU

Fixieren Sie die Ringe in Schulterbreite. Stellen Sie die Höhe so ein, dass Sie gefordert sind, aber immer noch sechs bis zehn sauber ausgeführte Wiederholungen schaffen. Greifen Sie die Ringe mit zueinander gewandten Handflächen. Gehen Sie dann ein paar Schritte nach vorn, bis Sie den richtigen Winkel gefunden haben. Verlagern Sie das Gewicht auf die Fersen und ziehen Sie die Zehen heran. Nehmen Sie die Ausgangsposition ein: Die Arme sind gestreckt, der Körper bildet beim Hochziehen und Absenken eine gerade Linie.

RUDERN AN DEN RINGEN: VARIANTE 1

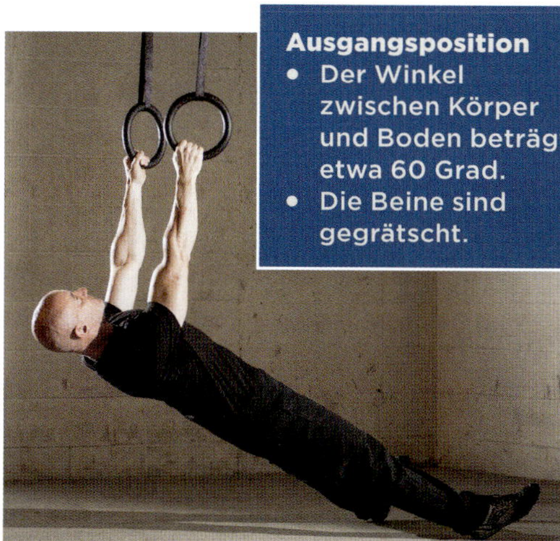

Ausgangsposition
- Der Winkel zwischen Körper und Boden beträgt etwa 60 Grad.
- Die Beine sind gegrätscht.

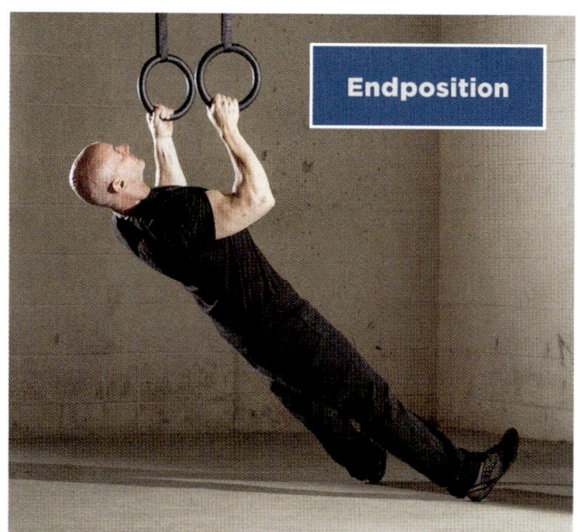

Endposition

RUDERN AN DEN RINGEN: VARIANTE 2

Ausgangsposition

- Der Winkel zwischen Körper und Boden beträgt etwa 30 Grad.
- Die Beine sind geschlossen.

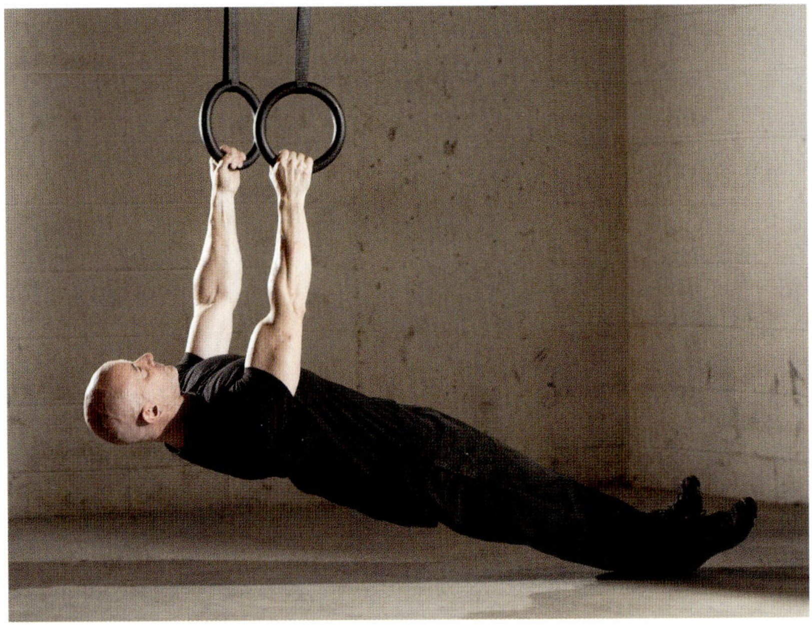

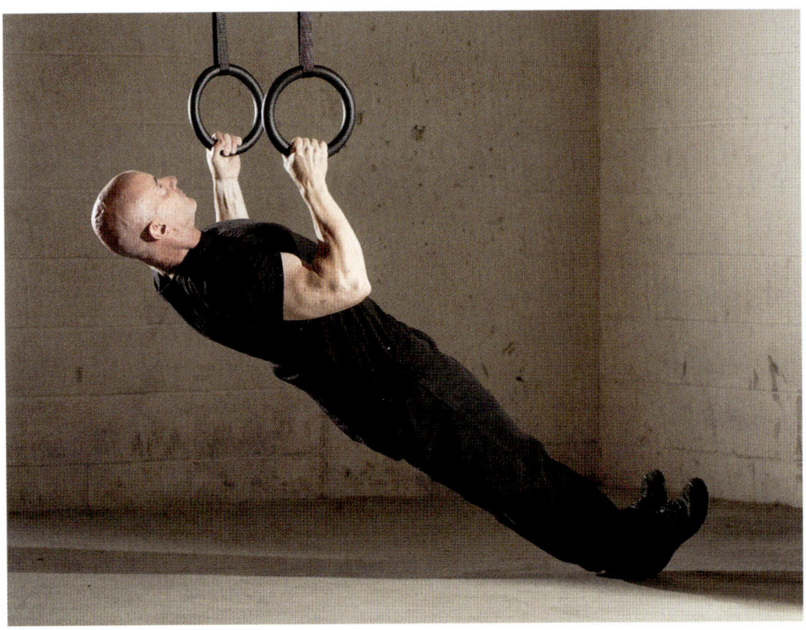

Endposition

RUDERN AN DEN RINGEN: VARIANTE 3

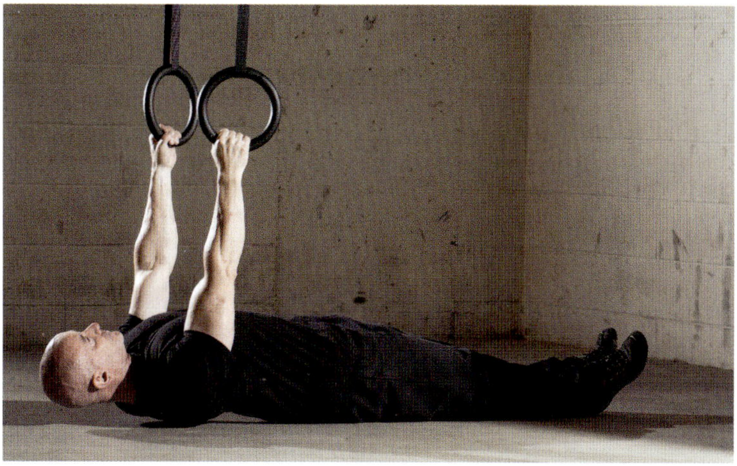

Ausgangsposition
- Der Winkel zwischen Körper und Boden beträgt nahezu 0 Grad.
- Die Beine sind geschlossen.

Endposition

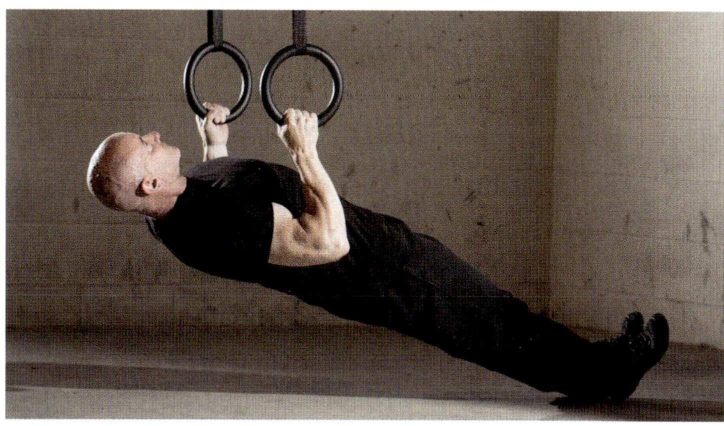

CHECKLISTE RUDERN AN DEN RINGEN

- Ihr Körper bildet von den Fersen zu den Schultern eine gerade Linie.
- Ziehen Sie sich hoch, indem Sie die Ellbogen nach hinten ziehen. Konzentrieren Sie sich nicht nur auf die Arme, sondern spannen Sie gleichzeitig die Muskeln an der Körperrückseite an.
- Halten Sie die Körperspannung.
- Wenn Sie merken, dass Sie bei den Wiederholungen nachlassen, überprüfen Sie Ihre Haltung und passen Sie die Ringhöhe an.

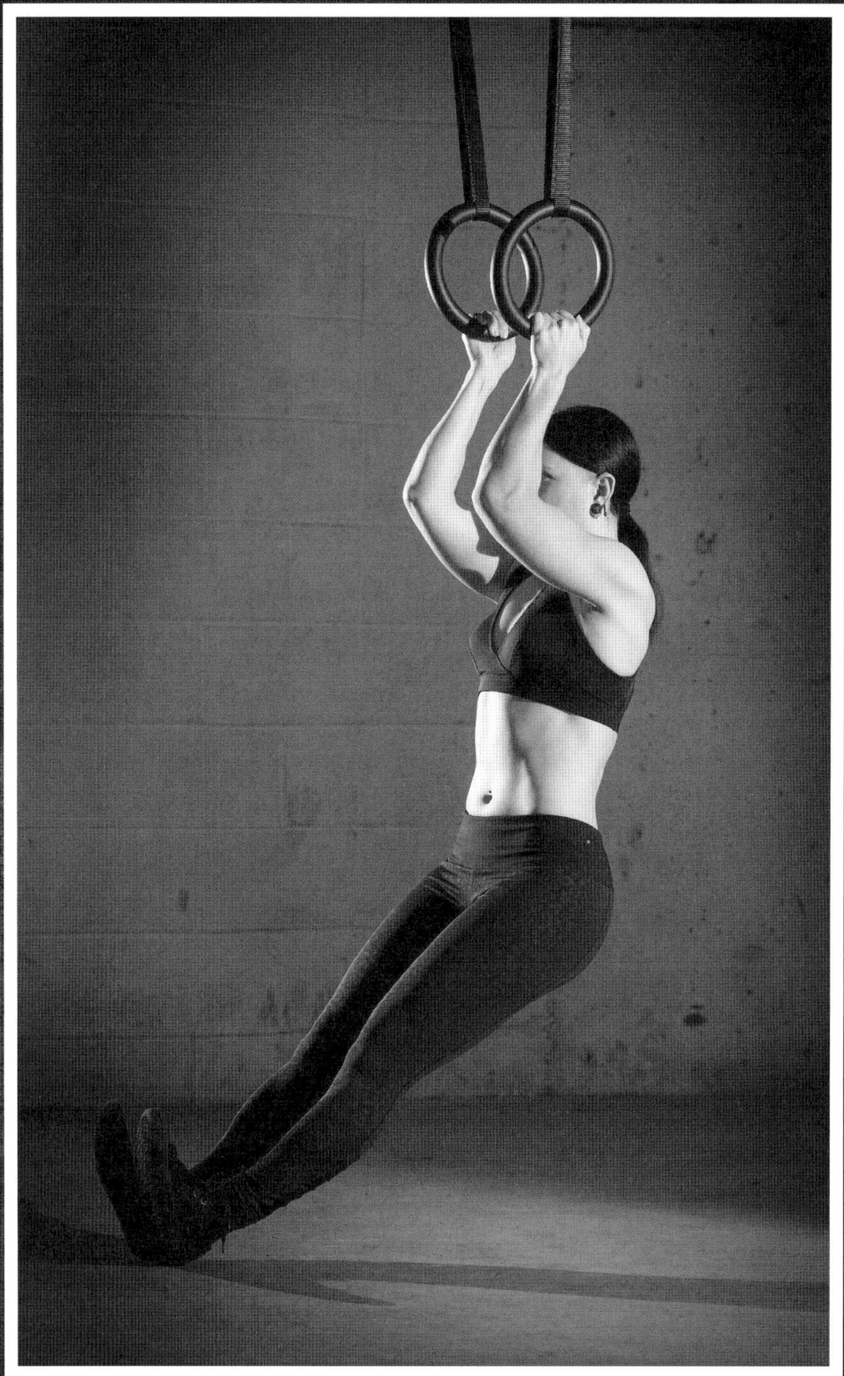

VERTIKALE ZUGÜBUNGEN

– KLIMMZUG AN DEN RINGEN –

ÜBUNGSAUFBAU

Die optimale Vorbereitung ist entscheidend für die Ausführung von Klimmzügen an den Ringen. Falls es Ihnen anfangs noch nicht gelingt, einen Klimmzug an den Ringen ohne Hilfestellung durchzuführen, benötigen Sie eine stabile Stütze, auf der Sie die Füße abstellen können, um die Belastung Ihrem Trainingsstand anzupassen. Eine Trainingsbank ist dazu ebenso geeignet wie eine Plyo-Box oder ein stabiler Stuhl. Bedenken Sie, dass eine größere Auflagefläche Ihnen mehr Spielraum bei der Platzierung Ihrer Füße gibt. Davon abgesehen sind Stabilität und Strapazierfähigkeit die wichtigsten Auswahlkriterien für das gewählte Hilfsmittel – Sicherheit geht vor.

Greifen Sie die Ringe, als wollten Sie sich im Obergriff an einer horizontalen Stange festhalten. Die Daumen zeigen zueinander. Beim Hochziehen drehen sich die Handgelenke und Ellbogen erfahrungsgemäß um ein paar Grad. In der Endposition, wenn Sie sich vollständig hochgezogen haben, sind die Handflächen in der Regel zueinander gewandt. Bei dieser Übung gibt es keine »falsche« Handhaltung – die Hände bewegen sich zwischen der Ausgangs- und der Endposition einfach mit.

KLIMMZUG AN DEN RINGEN: VARIANTE 1

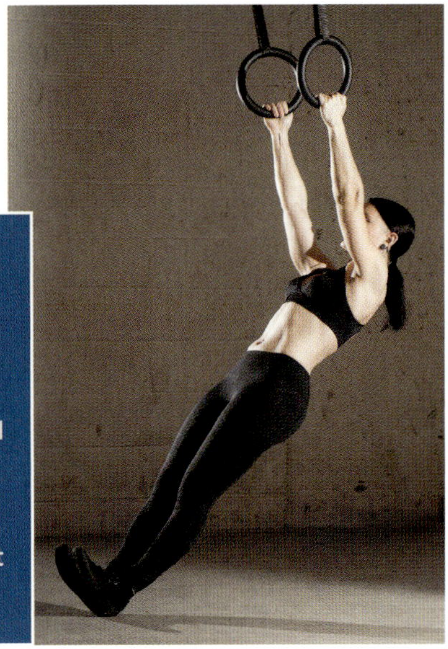

Ausgangsposition

- Ihr Körper ist nach hinten gelehnt und bildet von den Fersen zu den Schultern eine gerade Linie. Der Winkel zwischen Körper und Boden beträgt etwa 60 Grad.
- Die Arme sind senkrecht nach oben gestreckt.

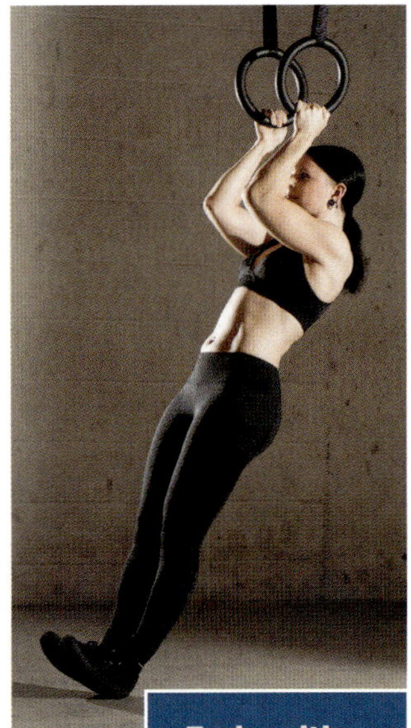

Endposition

KLIMMZUG AN DEN RINGEN: VARIANTE 2

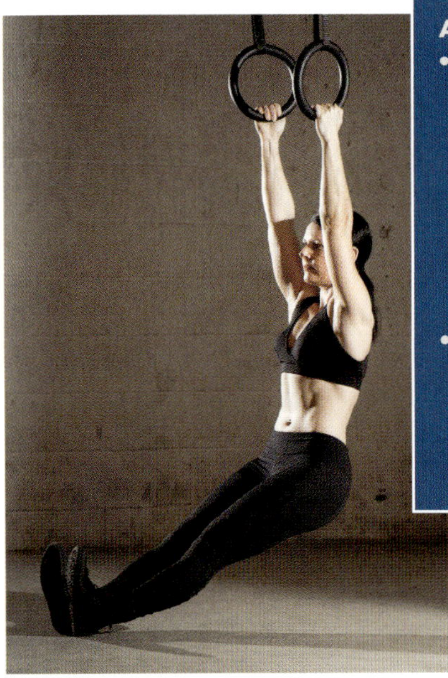

Ausgangsposition

- Der Rumpf ist aufrecht und in einer Linie mit den Armen, die Hüfte gebeugt, die Beine gerade nach vorn ausgestreckt. Die Füße ruhen auf den Fersen.
- Der Winkel zwischen Beinen und Boden beträgt etwa 30 Grad.

Endposition

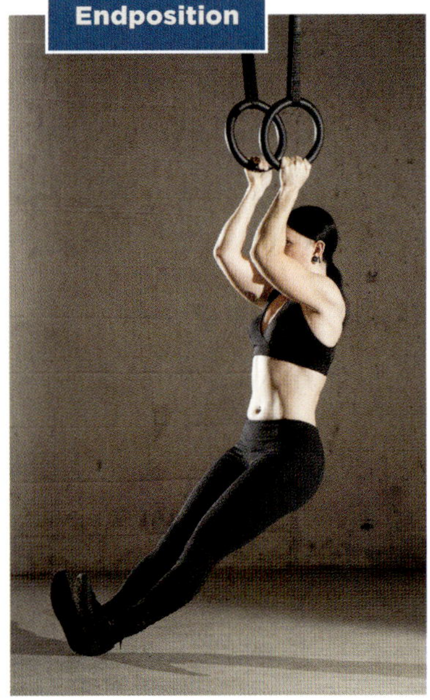

KLIMMZUG AN DEN RINGEN: VARIANTE 3

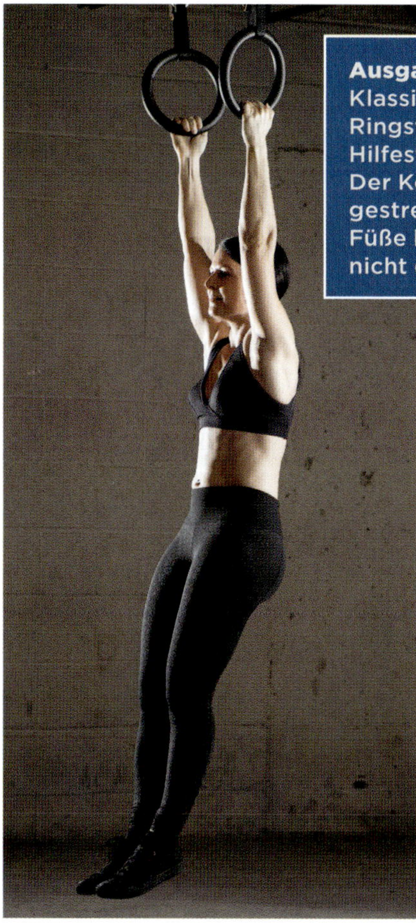
Ausgangsposition
Klassischer Ringstütz ohne Hilfestellung: Der Körper ist gestreckt, die Füße berühren nicht den Boden.

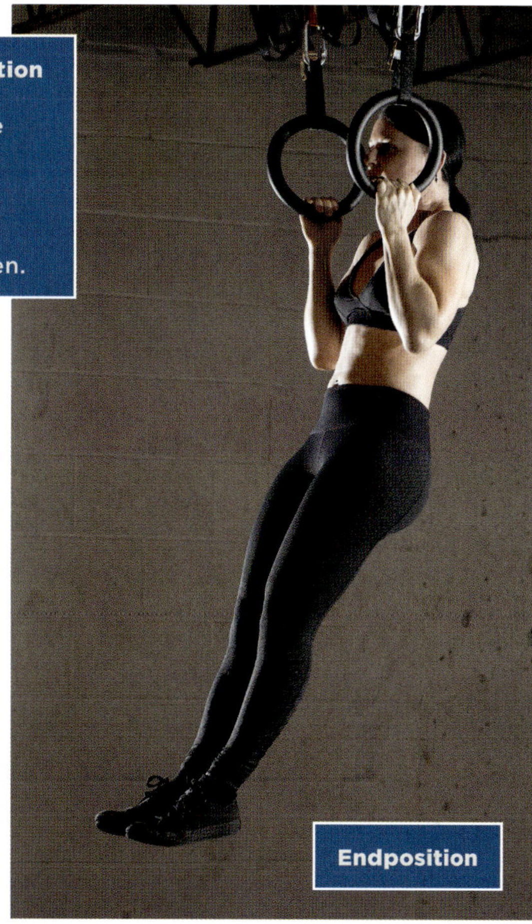
Endposition

CHECKLISTE KLIMMZUG AN DEN RINGEN

- Der Rumpf bleibt vertikal ausgerichtet, auch in den unterstützten Varianten.
- Halten Sie die Wirbelsäule in einer geraden, neutralen Position. Achten Sie darauf, den Rücken nicht zu krümmen.
- Neigen Sie den Kopf nicht nach hinten und recken Sie das Kinn nicht nach oben.
- Halten Sie die Körperspannung (das gilt für alle Übungen!).
- Wenn es Ihnen nicht gelingt, sich bei den Wiederholungen bis zu den Ringen hochzuziehen, kehren Sie zu einer Übungsvariante zurück, die Sie korrekt ausführen können.

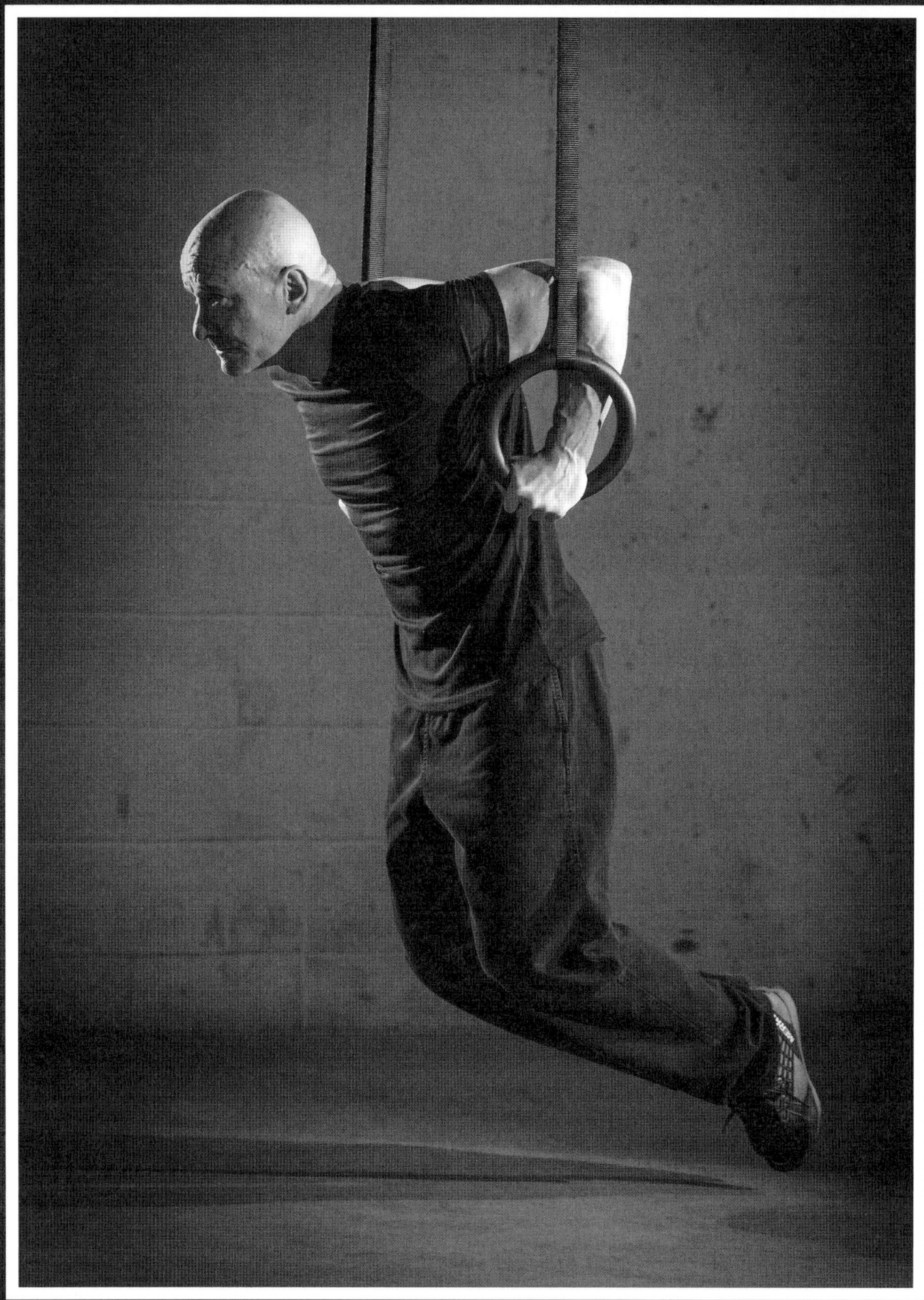

VERTIKALE DRUCKÜBUNGEN

– RINGSTÜTZ –

ÜBUNGSAUFBAU

Wenn Sie bei den Klimmzügen an den Ringen einen Gegenstand zur Unterstützung verwendet haben, werden Sie diesen in der Anfangsphase vielleicht auch beim Ringstütz (Ring Dip) nutzen wollen.

Stellen Sie sich mittig zwischen die Ringe. Umfassen Sie die Ringe kraftvoll und überprüfen Sie, ob Unterarmknochen und Handgelenke in einer Linie sind. Leute mit schwachen Handgelenken haben die Tendenz, hier nachzugeben, sodass die Fäuste im rechten Winkel zum Körper nach außen geschoben werden.

Achten Sie auch beim Ausführen von assistierten Ringstützen darauf, den Rumpf aufrecht und die Wirbelsäule in Neutralstellung zu halten. Die Hände sollen beim Absenken in einer Linie mit der Hüfte sein. Starkes Vorbeugen kann die Schultern belasten, daher sollten Sie Ihre Körperhaltung im Blick haben, sie ist ein wichtiger Anhaltspunkt, um die Qualität der Wiederholungen beurteilen zu können. Am tiefsten Punkt des Ringstützes sind die Oberarme parallel zum Boden. Senken Sie sich nicht weiter ab, um die Ellbogengelenke nicht zu schädigen.

RINGSTÜTZ: VARIANTE 1

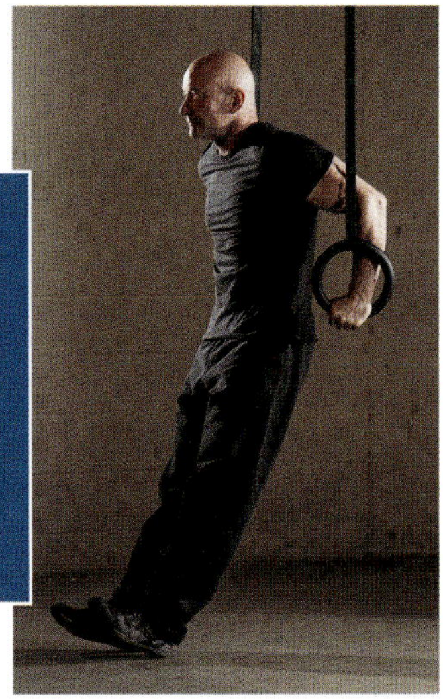

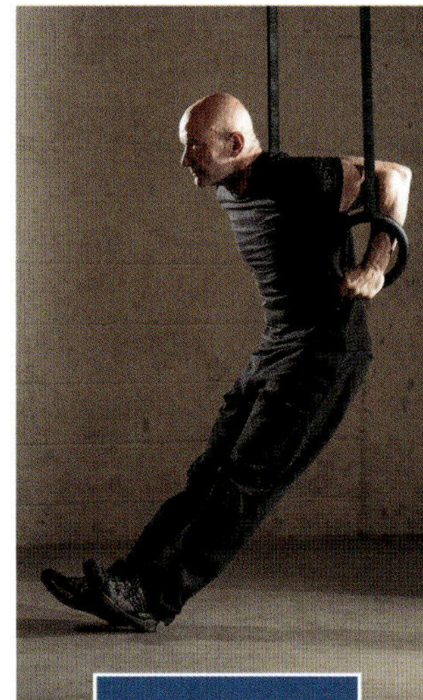

Ausgangsposition

- Die Hüfte ist leicht gebeugt, sodass die Beine etwa einen 60-Grad-Winkel zum Boden einnehmen.
- Die Fersen sind am Boden aufgestützt und tragen einen Teil des Körpergewichts.

Endposition

RINGSTÜTZ: VARIANTE 2

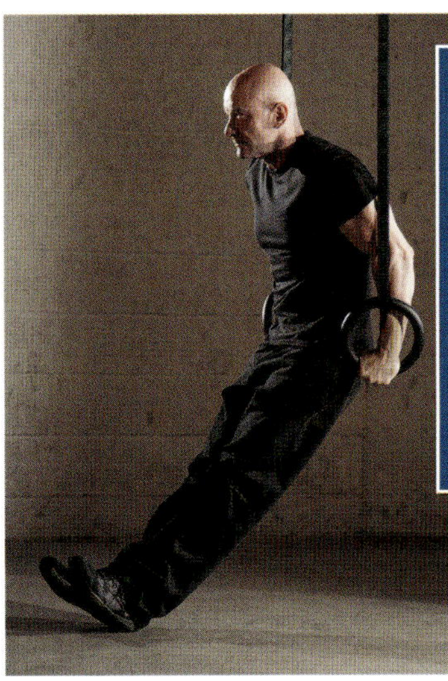

Ausgangsposition

- Die Hüfte ist gebeugt, sodass die Beine etwa einen 50-Grad-Winkel zum Boden einnehmen.
- Die Fersen bleiben am Boden aufgestützt.

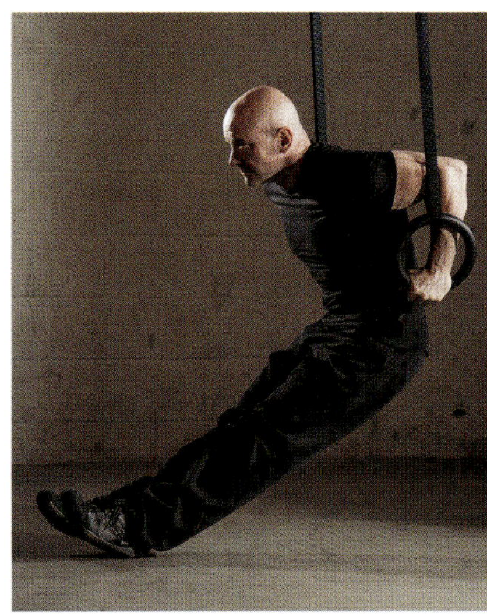

Endposition

RINGSTÜTZ: VARIANTE 3

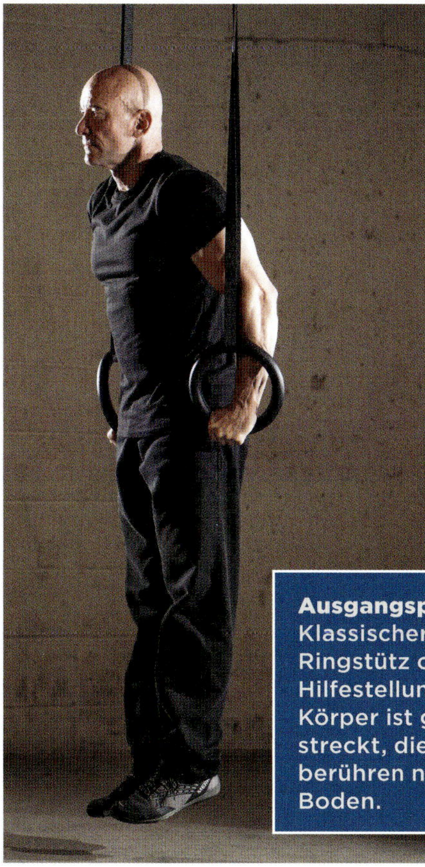

Ausgangsposition
Klassischer Ringstütz ohne Hilfestellung: Der Körper ist gestreckt, die Füße berühren nicht den Boden.

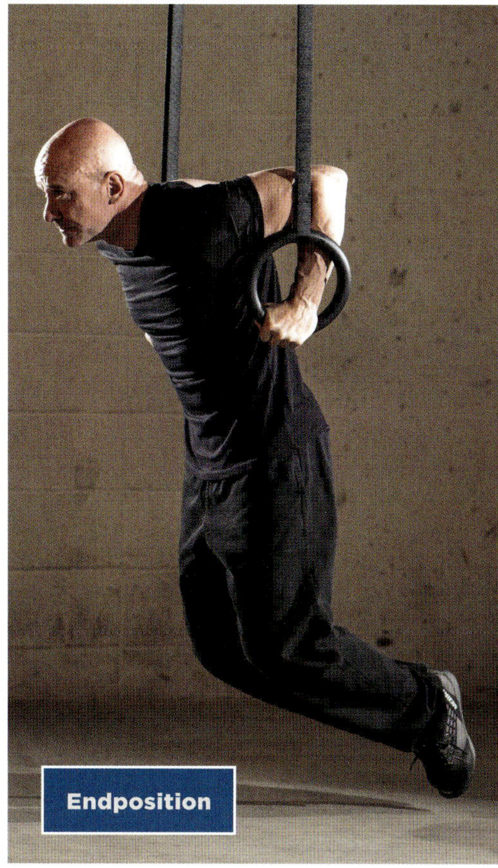

Endposition

CHECKLISTE RINGSTÜTZ

- Der Rumpf bleibt vertikal ausgerichtet, auch in den unterstützten Varianten.
- Halten Sie die Wirbelsäule in einer geraden, neutralen Position. Achten Sie darauf, den Rücken nicht zu krümmen.
- Beugen Sie sich nicht nach vorn.
- Halten Sie die Ellbogen nah am Körper.
- Senken Sie sich nicht über den Punkt hinab, an dem Ihre Oberarme parallel zum Boden sind.
- Achten Sie unbedingt auf das für Sie richtige Trainingslevel. Wenn Ihnen keine sauberen Wiederholungen gelingen, schalten Sie einen Gang herunter und beginnen Sie mit einer Variante, die Sie technisch korrekt ausführen können.

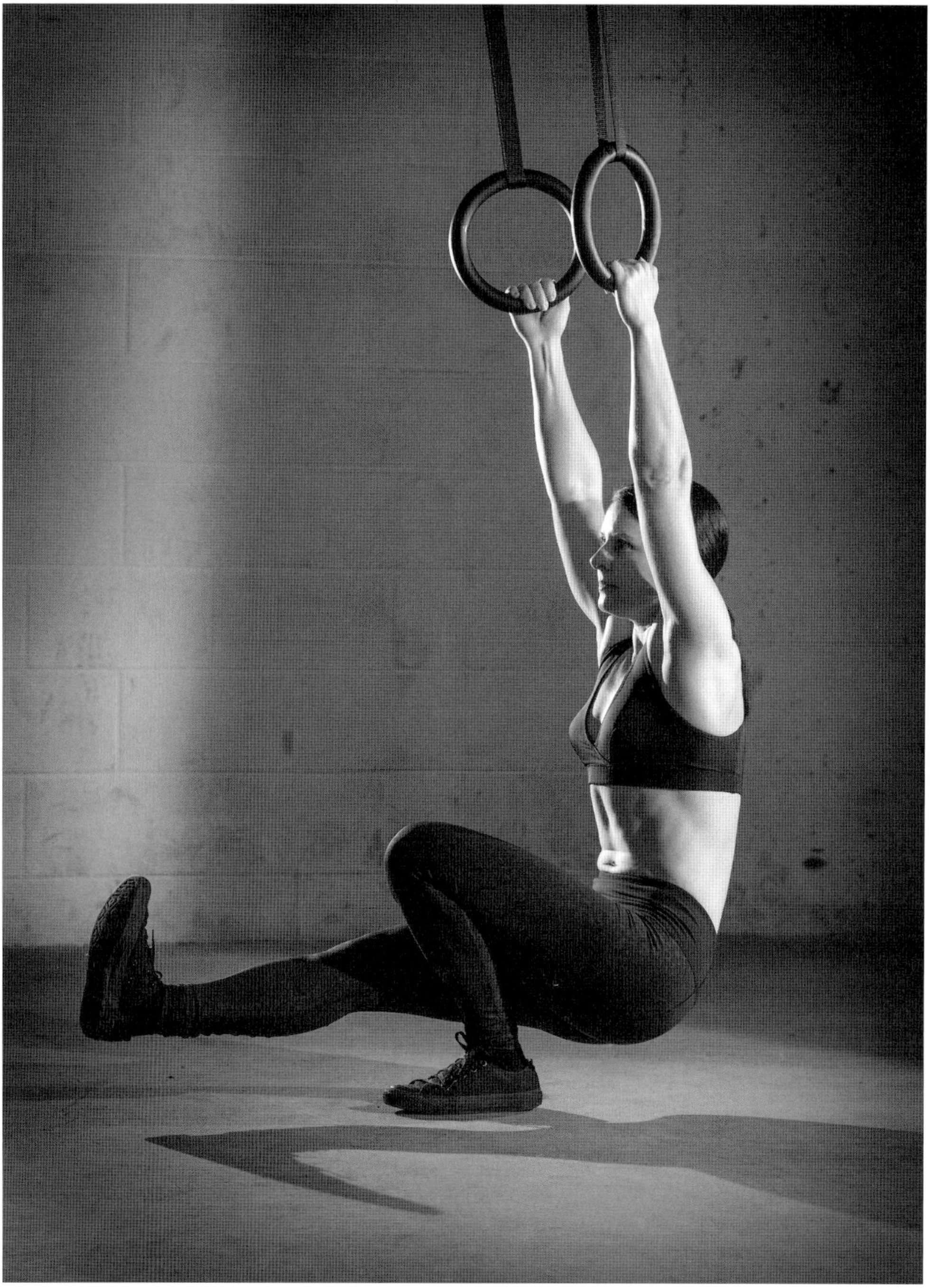

DRUCKÜBUNGEN FÜR DEN UNTERKÖRPER

–KNIEBEUGE AN DEN RINGEN–

ÜBUNGSAUFBAU

Beim Unterkörpertraining übernehmen die Ringe eher eine unterstützende Funktion. Bevor Sie die Ringe für die Kniebeugen einrichten, sollten Sie sich unbedingt davon überzeugen, dass die Aufhängung sowohl bei horizontaler als auch bei vertikaler Belastung tragfähig ist. Denn die Krafteinwirkung auf die Ringe erfolgt bei diesen Übungssequenzen überwiegend von der Seite. Falls Sie Ihre Ringe an einer freistehenden Klimmzugstange befestigt haben, prüfen Sie, ob sie dieser Art von Belastung standhält – unabhängig davon, ob sich die Konstruktion bereits bei anderen Übungen bewährt hat.

Stellen Sie die Höhe der Ringe so ein, dass Sie sich bei der Kniebeuge mit über den Kopf gestreckten Armen daran festhalten können. Lassen Sie in den Gurten so viel Spiel, dass es Ihnen möglich ist, sich mit geradem Körper und nach vorn gestreckten Armen zurückzulehnen, bis zwischen Körper und Boden etwa ein 30-Grad-Winkel entsteht. Halten Sie die Ringe mit gestreckten Armen. Achten Sie darauf, dass die Arme entspannt bleiben, während Sie sich nach hinten lehnen. Auf diese Weise wird es Ihnen leichter fallen, den Punkt zu finden, an dem Sie das Gleichgewicht optimal halten können. Außerdem beugen Sie so Ermüdungserscheinungen in den Armen vor. Verlagern Sie Ihr Gewicht beim Zurücklehnen in die Ausgangsposition auf Ihre Fersen. Ziehen Sie die Füße etwas zu sich heran und stemmen Sie die Fersen bei jeder Wiederholung fest in den Boden.

Anatomisch ist der verringerte Druck auf die Kniegelenke einer der Vorteile von Kniebeugen an den Ringen im Vergleich zur konventionellen Ausführung. Die Ringe ermöglichen es Ihnen, eine Haltung einzunehmen, in der Ihre Schienbeine senkrecht ausgerichtet bleiben. Allerdings sollten Sie aus der Tatsache, dass Kniebeugen an den Ringen Ihre Knie schonen, nicht schließen, dass Ihre Beinmuskulatur nicht hart rangenommen wird.

KNIEBEUGE AN DEN RINGEN: VARIANTE 1

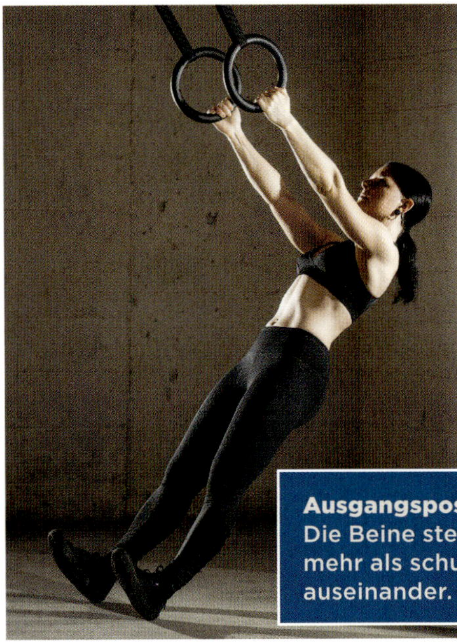

Ausgangsposition
Die Beine stehen etwas mehr als schulterbreit auseinander.

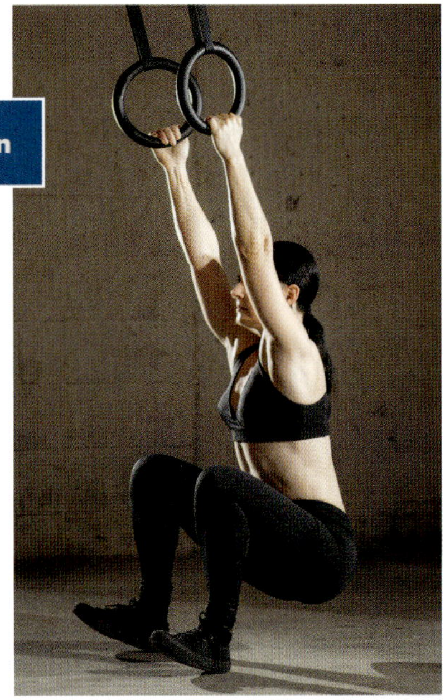

Endposition

KNIEBEUGE AN DEN RINGEN: VARIANTE 2

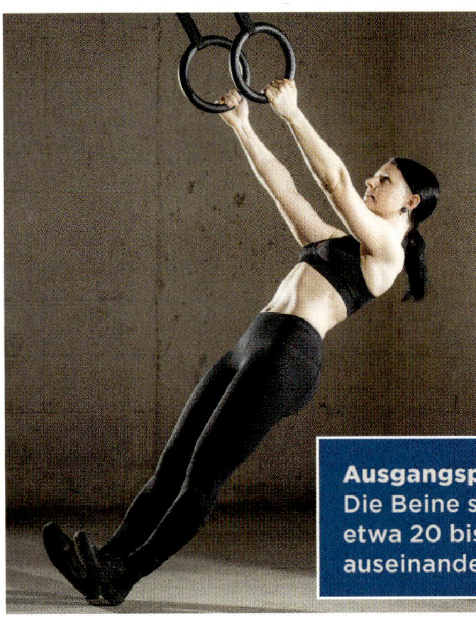

Ausgangsposition
Die Beine stehen etwa 20 bis 25 cm auseinander.

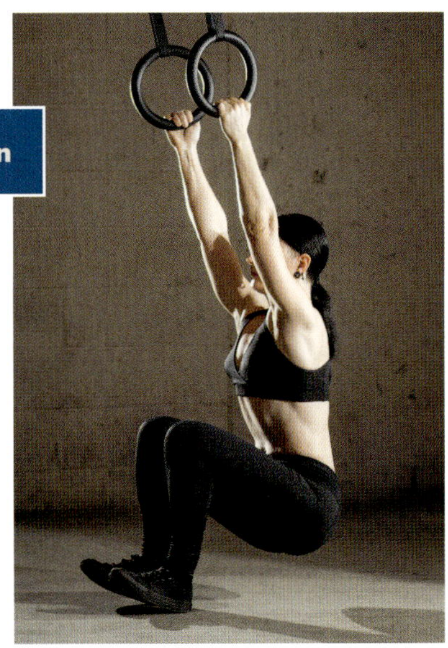

Endposition

KNIEBEUGE AN DEN RINGEN: VARIANTE 3

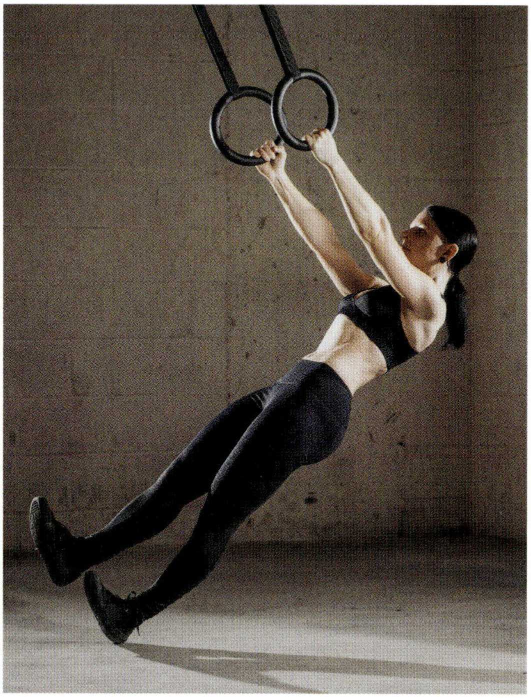

Ausgangsposition
Klassische einbeinige Kniebeuge an den Ringen

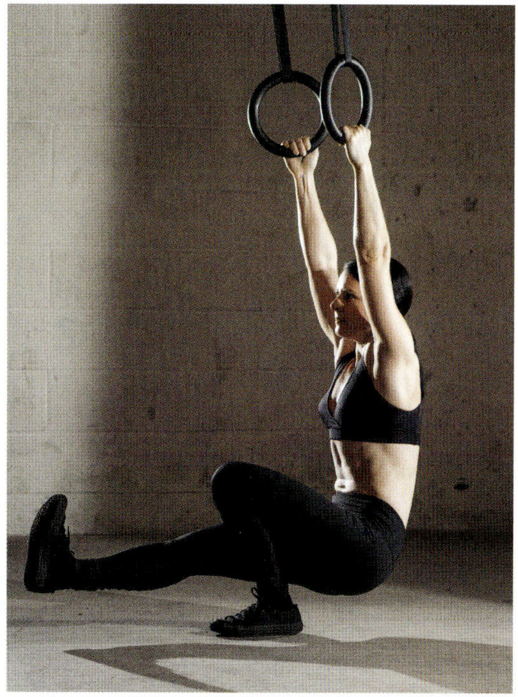

Endposition

CHECKLISTE KNIEBEUGE AN DEN RINGEN

- Halten Sie die Schienbeine möglichst senkrecht zum Boden.
- Die Arme sind ausgestreckt und entspannt.
- Das Gewicht ruht auf den Fersen.
- Senken Sie den Körper nach unten ab, nicht nach hinten.
- Die klassische Kniebeuge ist eine tiefe Kniebeuge, das heißt, Sie beugen Ihr Knie um mehr als 90 Grad.
- Spannen Sie die Muskeln an, bevor Sie sich in die Kniebeuge absenken (insbesondere bei der einbeinigen Variante ist die Körperspannung wichtig) und gehen Sie kontrolliert nach unten.

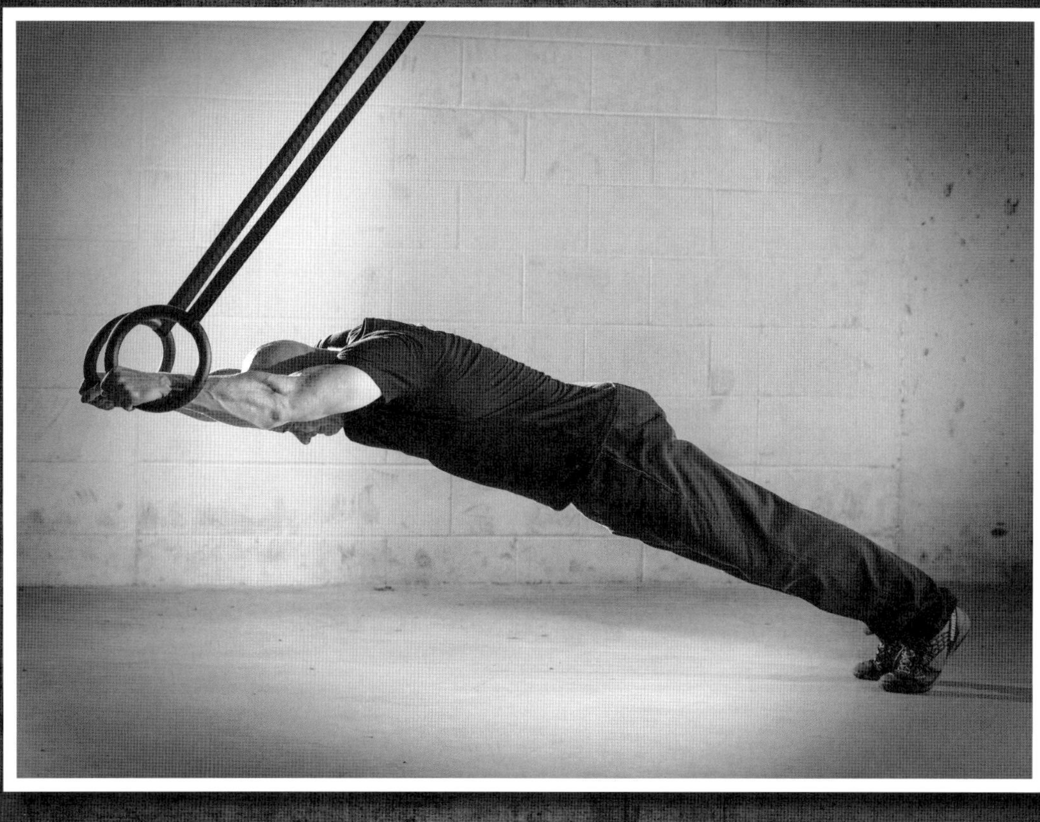

RUMPFSTRECKEN
-ROLL-OUT AN DEN RINGEN-

ÜBUNGSAUFBAU

Die Roll-outs an den Ringen (Vorstrecken) ahmen die Vorwärtsbewegung während des Trainings mit dem Ab-Wheel nach. Aber anders als das Ab-Wheel eröffnen die Ringe erneut zahlreiche Möglichkeiten, den Schwierigkeitsgrad der Übung zu variieren.

Für Roll-outs an den Ringen hängen die Ringe relativ niedrig. Beachten Sie, dass die Ausführung umso schwieriger wird, je geringer der Abstand zum Boden ist. Um diese Übung zu meistern, müssen Sie in der Lage sein, Ihre Körperspannung zu kontrollieren, vom Kopf bis zu den Zehenspitzen. Bei der einfachsten Variante fallen Sie lediglich auf die Knie, wenn Sie die Kontrolle über die Bewegung verlieren. Wenn Sie Version zwei oder drei ohne ausreichende Körperspannung durchführen, landen Sie mitten auf dem Gesicht. Überstürzen Sie also bei dieser Übung nichts – Kontrolle heißt der Schlüssel zum Erfolg.

Achten Sie darauf, die Ringe so zu greifen, dass die Handflächen eher zueinander als zum Boden gewandt sind. Eine kleine Merkhilfe: Die Handhaltung ähnelt der bei einem vertikalen Faustschlag. In dieser Position bleiben die Knochen des Armes in einer Linie und die Belastung der Handgelenke und Ellbogen fällt geringer aus. Während Sie sich nach vorn strecken, ist es zwingend notwendig, dass Sie die Arme ausgestreckt halten und in den Schultern stabilisieren. Stellen Sie sich beim weiteren Vorschieben vor, Ihre Körpermitte wäre gespannt wie ein Gummiband: Je näher sich der Rumpf zum Boden senkt, desto straffer wird dieses Band. Am Ende der Bewegung, wenn Ihr Körper schräg nach vorn ausgestreckt ist, setzen Sie diese Muskelspannung frei und schieben Sie sich nach hinten und oben zurück in die Ausgangsposition.

ROLL-OUT AN DEN RINGEN: VARIANTE 1

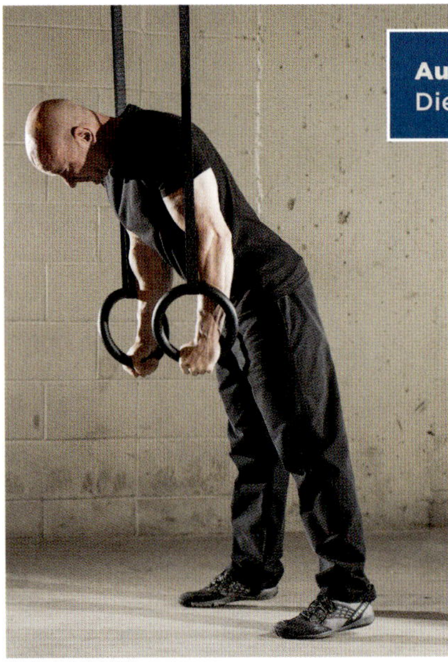

Ausgangsposition
Die Füße stehen weit auseinander.

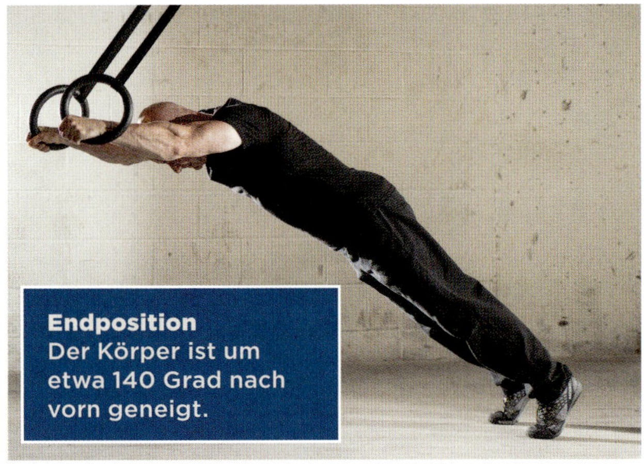

Endposition
Der Körper ist um etwa 140 Grad nach vorn geneigt.

ROLL-OUT AN DEN RINGEN: VARIANTE 2

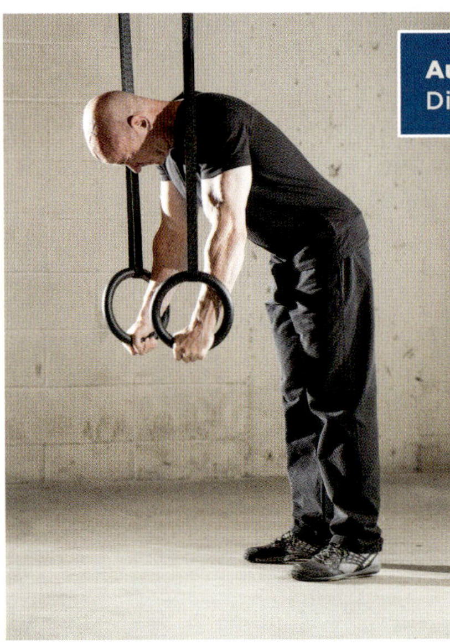

Ausgangsposition
Die Füße stehen schulterbreit.

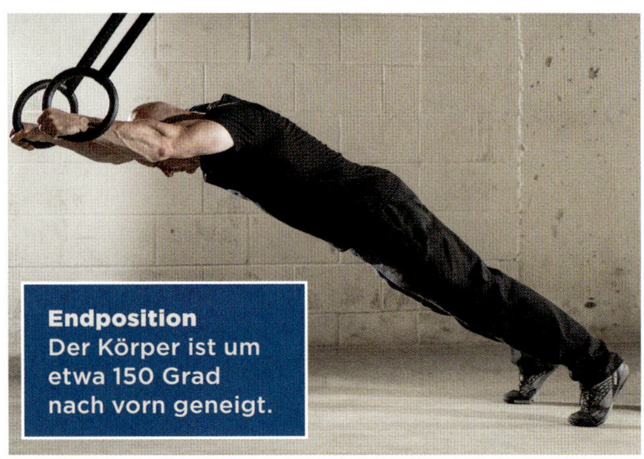

Endposition
Der Körper ist um etwa 150 Grad nach vorn geneigt.

ROLL-OUT AN DEN RINGEN: VARIANTE 3

Ausgangsposition
Füße und Beine sind geschlossen.

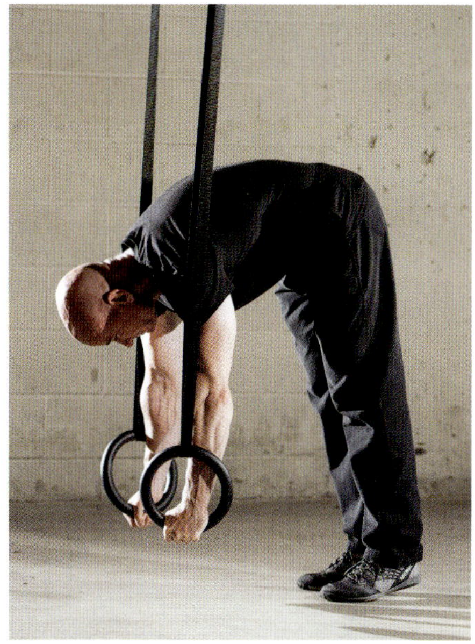

Endposition
Der Körper ist um etwa 160 Grad nach vorn geneigt.

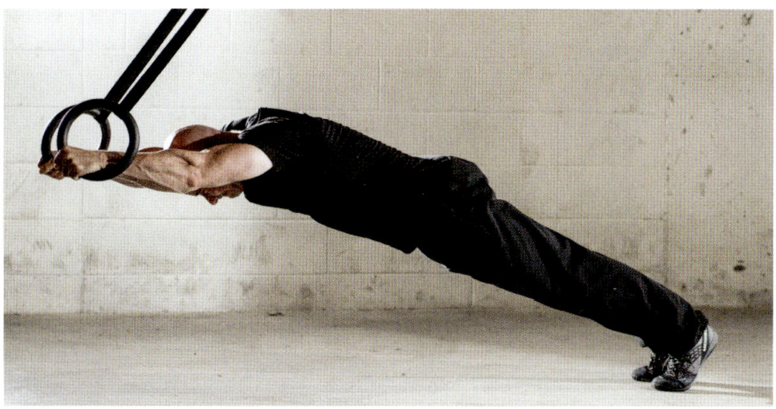

CHECKLISTE ROLL-OUT AN DEN RINGEN

- Die Handflächen weisen nach innen.
- Die Arme sind ausgestreckt, die Schultergelenke stabilisiert – die Schultern bleiben in ihren Pfannen.
- Arme und Rumpf bilden am Ende der Bewegung eine Linie.
- Schieben Sie sich kontrolliert nach vorn.
- Halten Sie taillenabwärts Spannung, indem Sie die Muskeln im Gesäß, in den Beinen und in den Zehen kontrahieren.

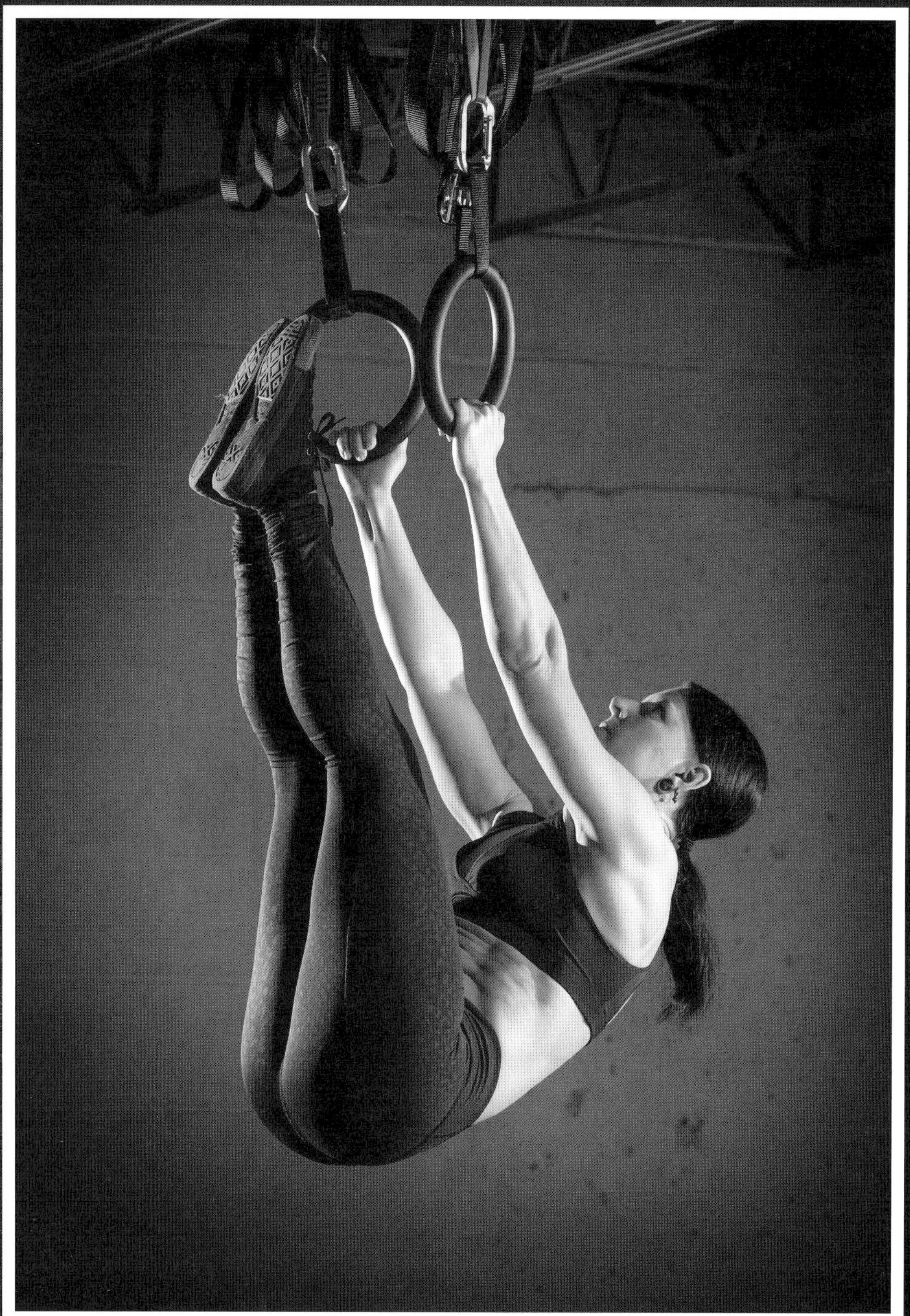

RUMPFBEUGEN

– BEINHEBEN AN DEN RINGEN –

ÜBUNGSAUFBAU

Beinheben an den Ringen fordert die Bauchmuskulatur und die Hüftflexoren. Bei den hier vorgestellten Übungen handelt es sich um Einheiten für die Körpermitte, die wesentlich anspruchsvoller sind als solche im üblichen bodengebundenen Training. Außerhalb des klassischen Turnens sieht man sie relativ selten.

Kunstturner machen diese Übung normalerweise mit hoher Präzision und kontrollierten Bewegungen an einer waagerechten Stange: am Reck. Beim Turnen nimmt man dabei die sogenannte gestreckte Haltung oder Hohlkreuzhaltung ein, bei der die Hüfte maximal gestreckt und die Brust nach vorn geschoben ist. Das mag zwar im professionellen und semiprofessionellen Turnen zu den Grundhaltungen gehören, hat aber nichts mit unserem rein auf Kraft ausgerichteten Trainingsziel zu tun. Wer Beinhebeübungen zum Krafttraining durchführt, bringt die Wirbelsäule in eine eher neutrale Haltung. Die Ringe erlauben es dem Körper, sich nach hinten zu bewegen. So wird die Kompression der Wirbel verringert, die bei der Hohlkreuzhaltung eintritt, wenn die Beine den Scheitelpunkt der Bewegung erreichen.

Turner führen diese Übungen in langsamem bis mittlerem Tempo aus. Das Heranziehen der Beine an die Stange aktiviert die Bauchmuskeln und Hüftflexoren, während sonst die gestreckte Haltung beibehalten wird. Der Kunstturner verfolgt zwei Ziele: Neben dem Kraftaufbau kommt es ihm auf die Verfeinerung der Technik an.

Was das Beinheben an den Ringen von seiner Entsprechung an der geraden Stange außerdem unterscheidet, ist die Beweglichkeit der Ringe. Am Reck hat der Turner einen festen Widerstand, gegen den er schwingen kann, aber die Ringe verhalten sich beim Beinheben mitunter recht eigenwillig. Dem kann man entgegenwirken, indem man den Abstand zwischen Aufhängung und Ringen verringert. Je länger die Gurte sind, desto mehr Pendelbewegungen werden möglich.

BEINHEBEN AN DEN RINGEN: VARIANTE 1

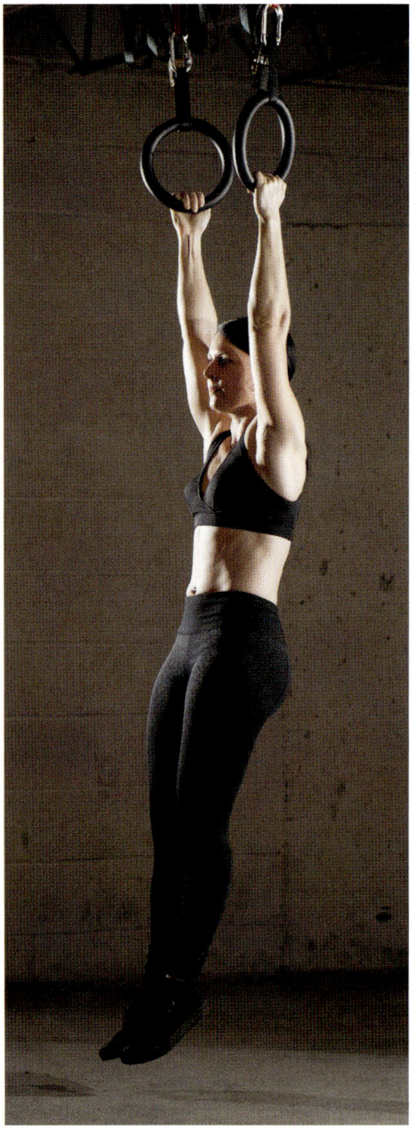

Ausgangsposition

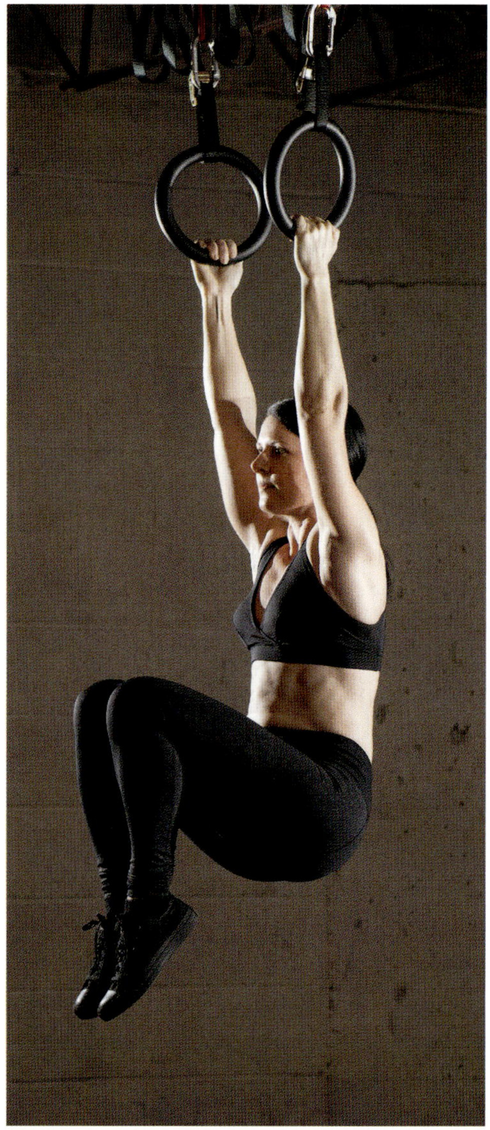

Endposition
Die Knie werden zum Brustkorb gezogen.

BEINHEBEN AN DEN RINGEN: VARIANTE 2

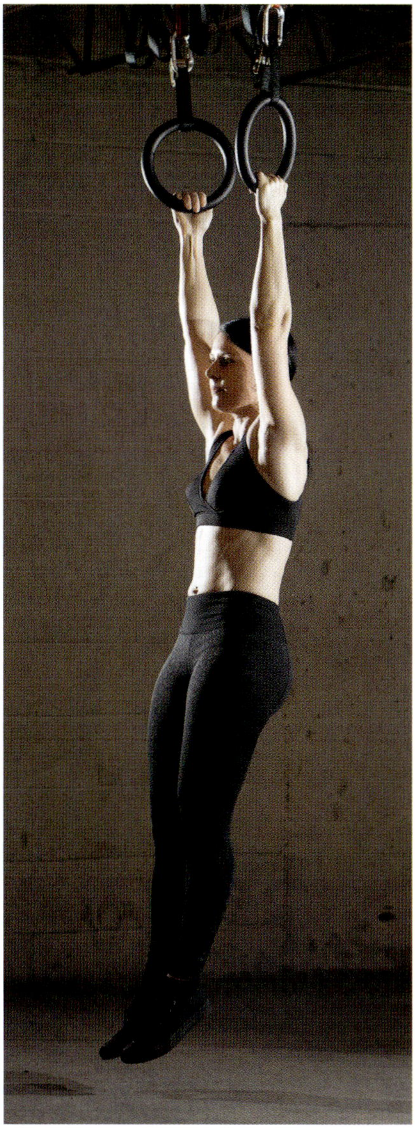

Ausgangsposition

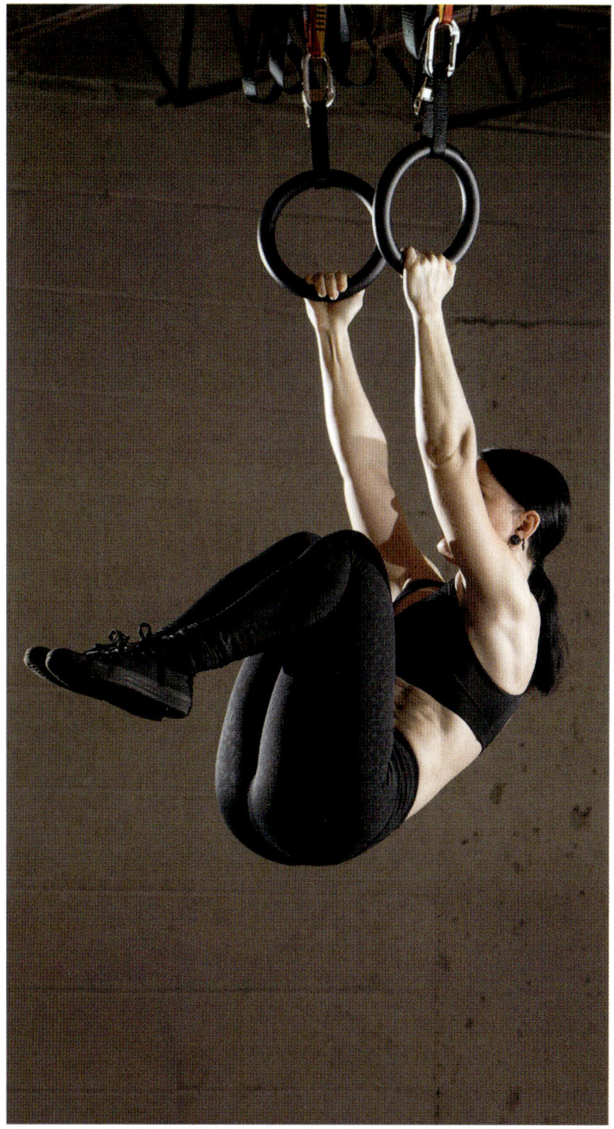

Endposition
Die Knie werden zu den Ellbogen gezogen.

BEINHEBEN AN DEN RINGEN: VARIANTE 3

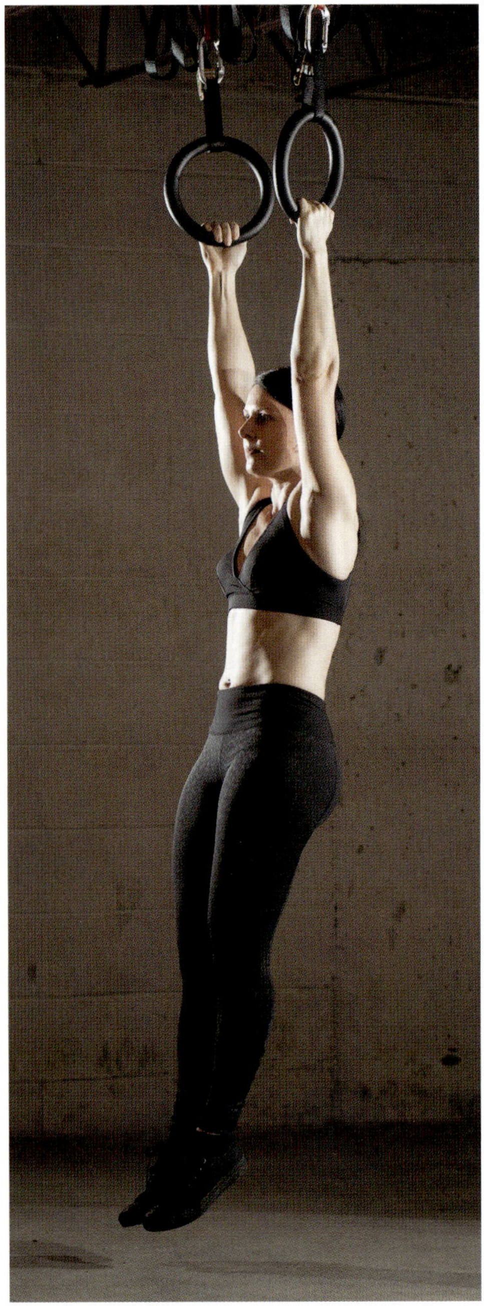

Ausgangsposition

Endposition
Die Beine weisen senkrecht nach oben.

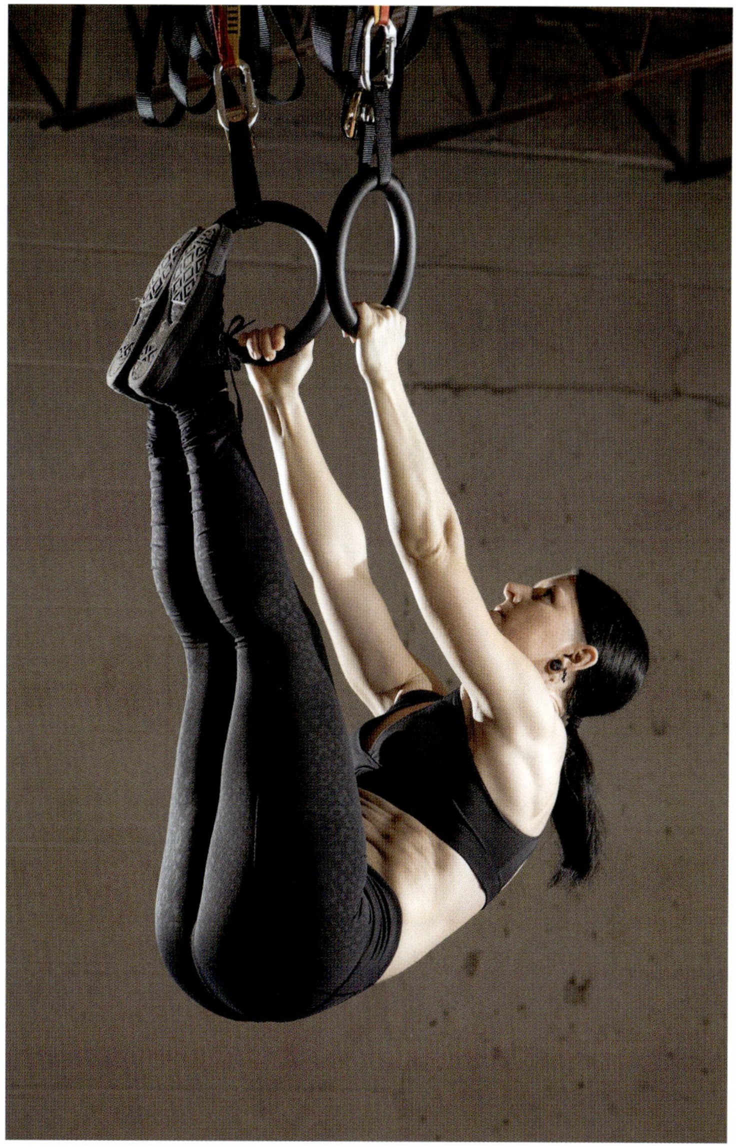

CHECKLISTE BEINHEBEN AN DEN RINGEN

- Die Ringe hängen schulterbreit.
- Fassen Sie die Ringe im Obergriff (Daumen zueinander).
- Vermeiden Sie übermäßige Schaukelbewegungen.
- Heben Sie die Beine mit Muskelkraft statt mit Schwung.

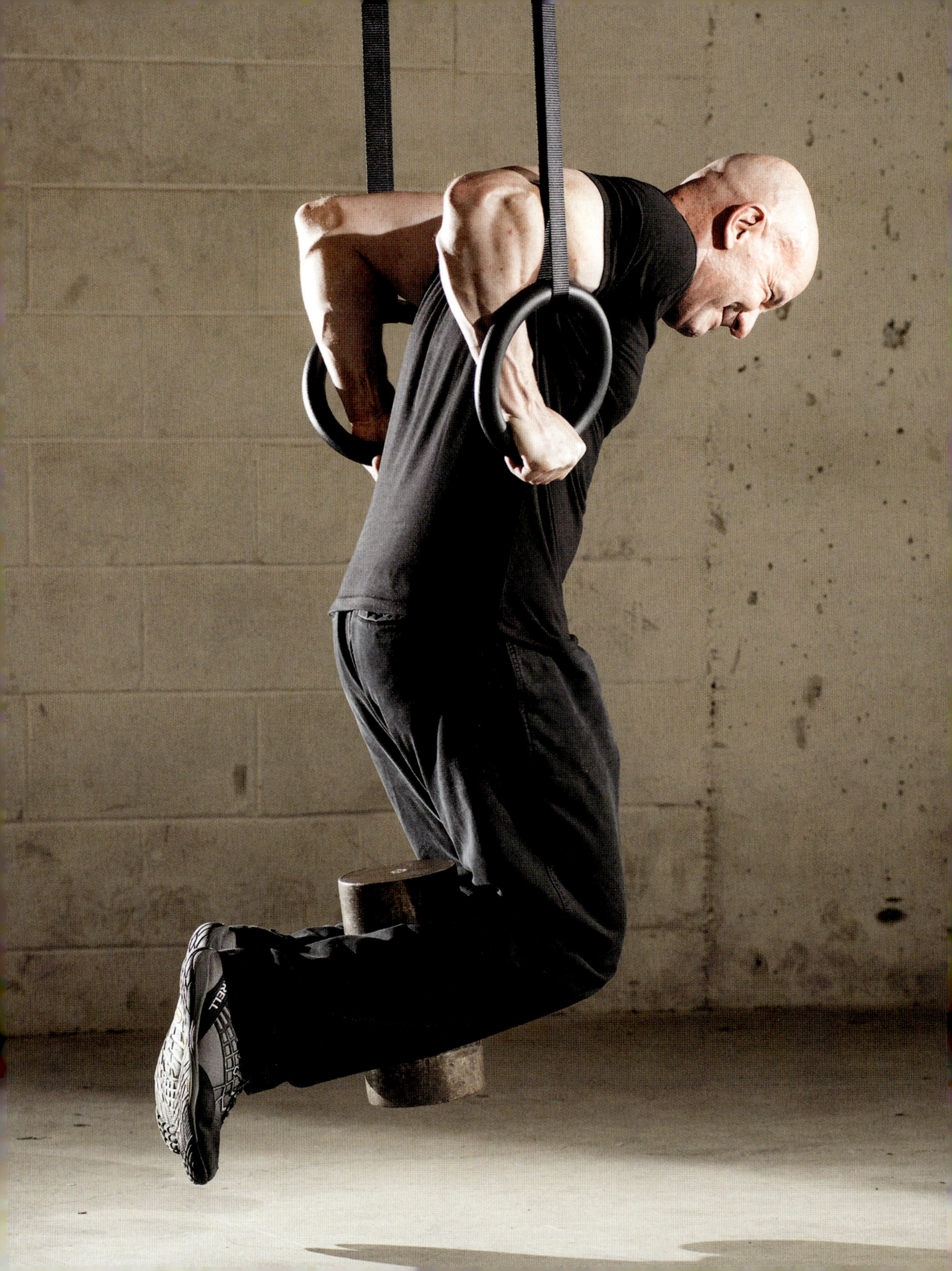

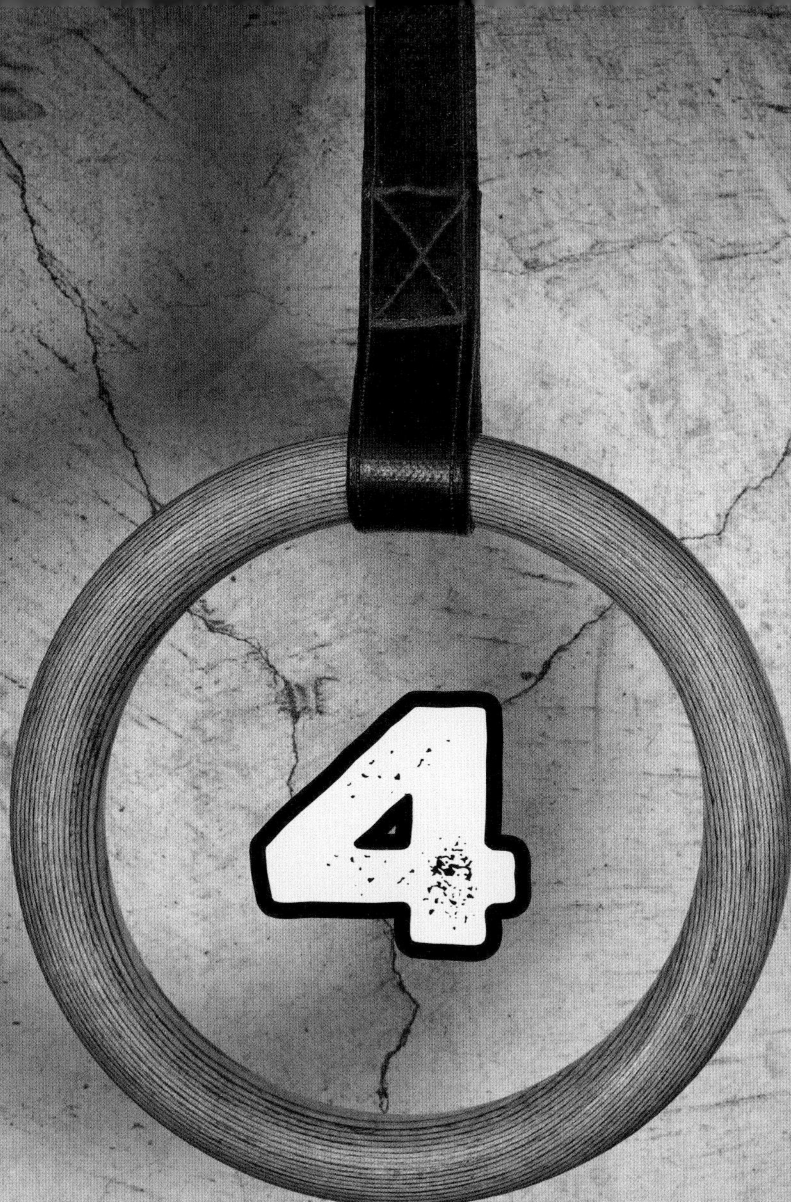

4 RINGETRAINING FÜR FORTGESCHRITTENE

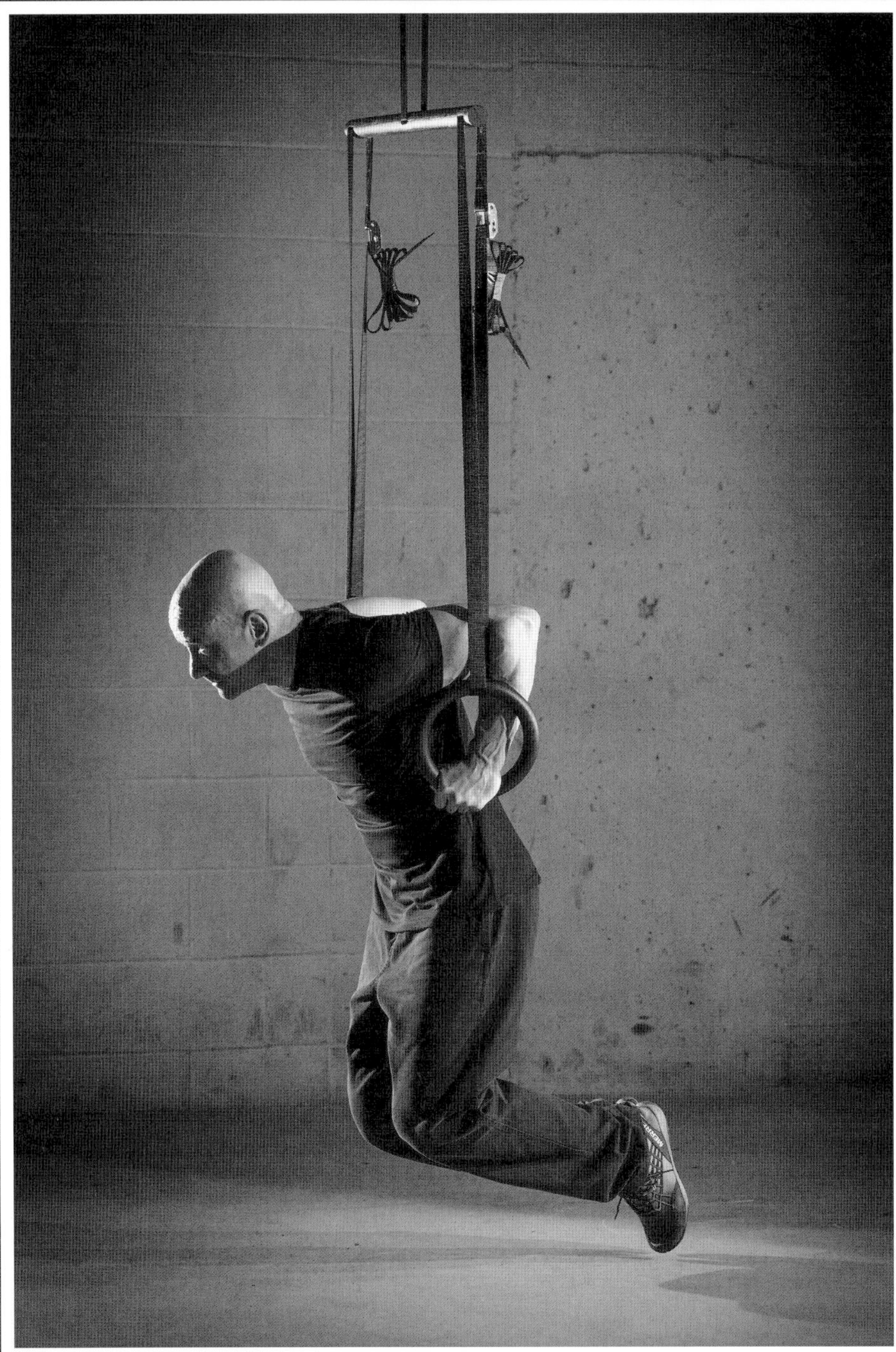

PERFEKTE TECHNIK MIT DER WOBBLE BAR

Die Wobble Bar ist eine waagrechte, mittig aufgehängte Stange, an deren Enden Sie Ihre Ringe befestigen – die Vorrichtung wird Ihre Stabilität auf eine harte Probe stellen. Die Idee dazu kam mir 2012 im Rahmen der Zusammenarbeit mit einem sehr erfolgreichen Turnverein. Da die Athleten ihre Leistung im Ringetraining außerordentlich schnell steigerten, war ich auf der Suche nach einer Methode, ihr Kraftniveau kontinuierlich weiter zu fordern und gleichzeitig ihre Technik an den Ringen zu verbessern. In der Folge arbeiteten wir mit diversen Varianten der Wobble Bar.

Die Wobble Bar bedeutet eine neue Steigerung im Ringetraining. Sie verhindert, dass man die Übungen nachlässig ausführt. Wenn Sie mit Ringen arbeiten, die von einer Wobble Bar herabhängen, bekommen Sie eine unmittelbare Rückmeldung zur Qualität des Trainings. Bei korrekter, sauberer Ausführung der Übungen und ausreichender Körperspannung bildet die Stange eine stabile Basis. Aber sobald Sie versuchen, sich mit schlampigen Wiederholungen durchzumogeln, entlarvt Sie die Wobble Bar entweder durch kräftiges Wackeln (Oszillation) oder Sie werden wie ein Kreisel herumgewirbelt (Rotation). Außerdem ist die Wobble Bar auch das ideale Mittel, um Schwachpunkte zu identifizieren. Ist eine Muskelgruppe auf einer Körperseite stärker als auf der anderen, lässt sich dieses muskuläre Ungleichgewicht durch konsequente Nutzung der Wobble Bar relativ schnell ausgleichen.

Die Wobble Bar ist für den Einsatz bei Zug- und Druckübungen des Oberkörpers konzipiert – für Liegestütze, Klimmzüge und Rudern an den Ringen sowie Ringstütze. Um sich mit der besonderen Präzision des Wobble-Bar-Ringetrainings vertraut zu machen, trainieren Sie am besten Ihre Stabilität in den Ausgangshaltungen dieser fünf Übungen. Sobald Sie diese Positionen stabil einnehmen und halten können, gehen Sie einen Schritt weiter. Seien Sie aber gewarnt: Selbst für routinierte Ringtrainer ist die Beherrschung der Wobble Bar eine Herausforderung.

DIE WOBBLE BAR INSTALLIEREN

Stellen Sie sicher, dass zwischen den Ringen und der Stange ausreichend Luft ist. Ist der Abstand zu klein, laufen Sie Gefahr, sich an der Stange den Kopf anzuschlagen, wenn Sie Dips, Klimmzüge oder Liegestütze an den Ringen absolvieren. Installieren Sie daher Stange und Ringe so, dass Ihnen genug Raum bleibt.

RING-LIEGESTÜTZ AN DER WOBBLE BAR

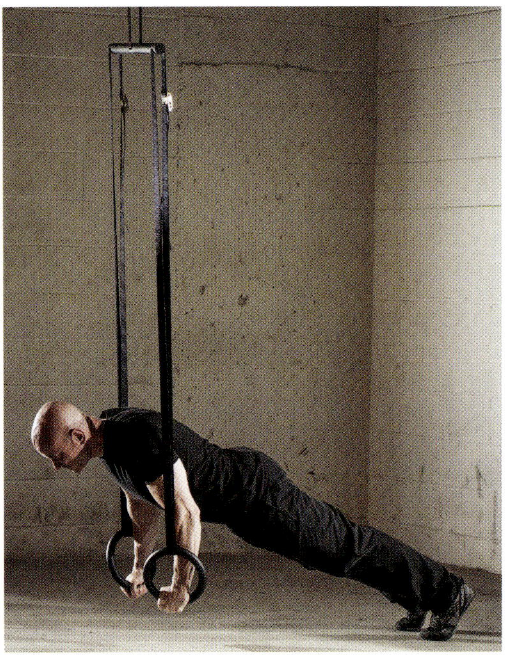

Ausgangsposition

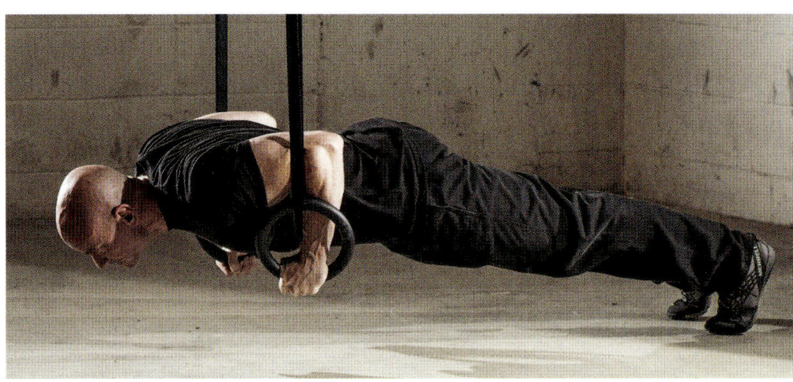

Endposition

RINGSTÜTZ AN DER WOBBLE BAR

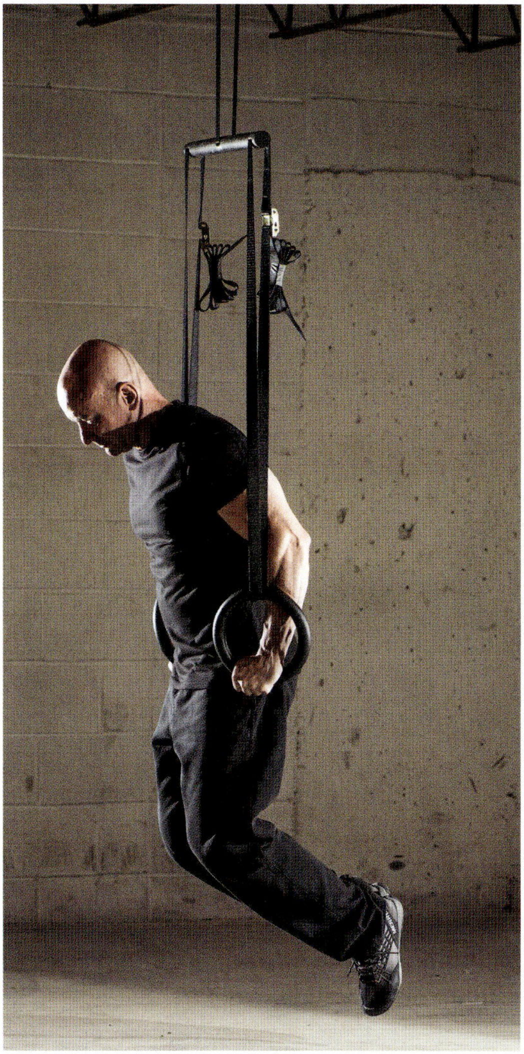

Ausgangsposition

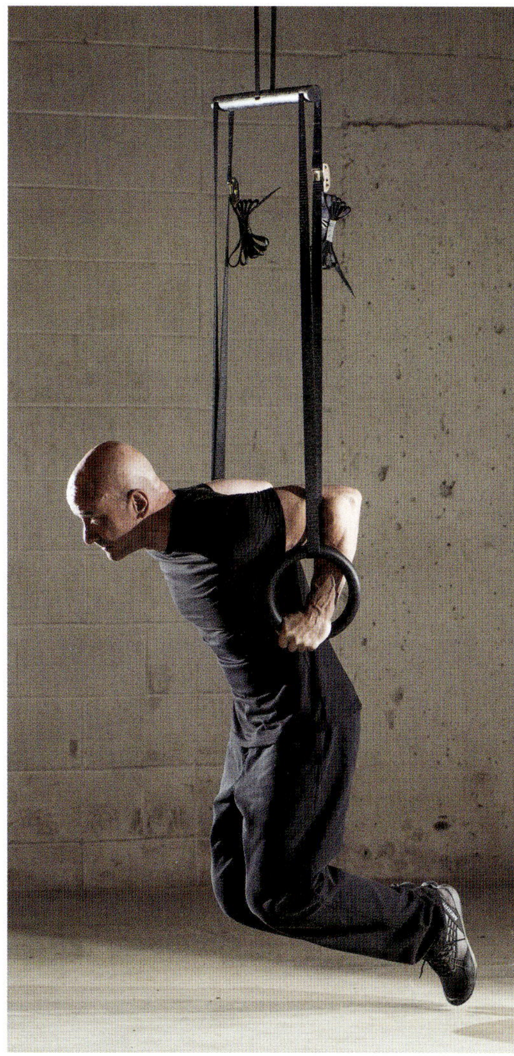

Endposition

RING-RUDERN AN DER WOBBLE BAR

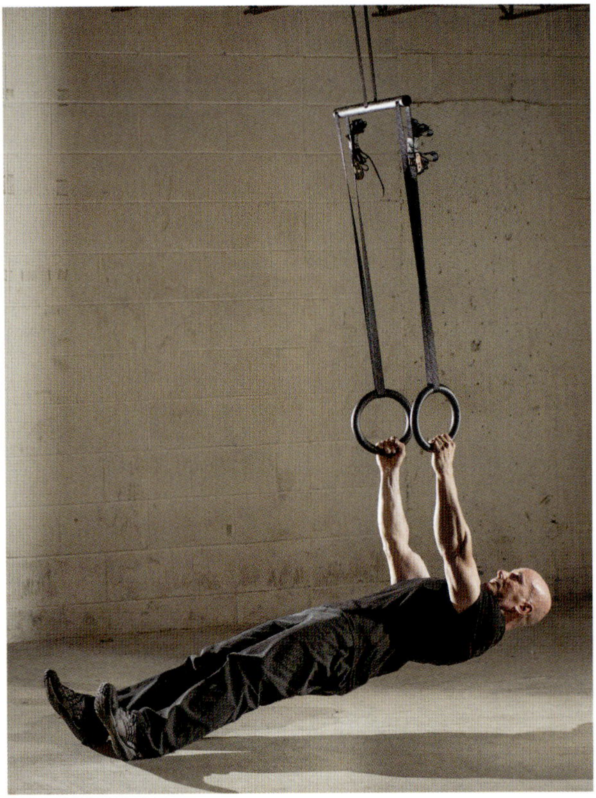

Ausgangsposition

Endposition

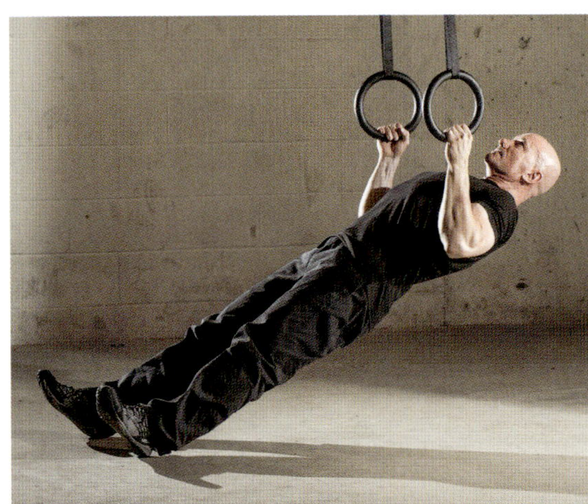

RING-KLIMMZUG AN DER WOBBLE BAR

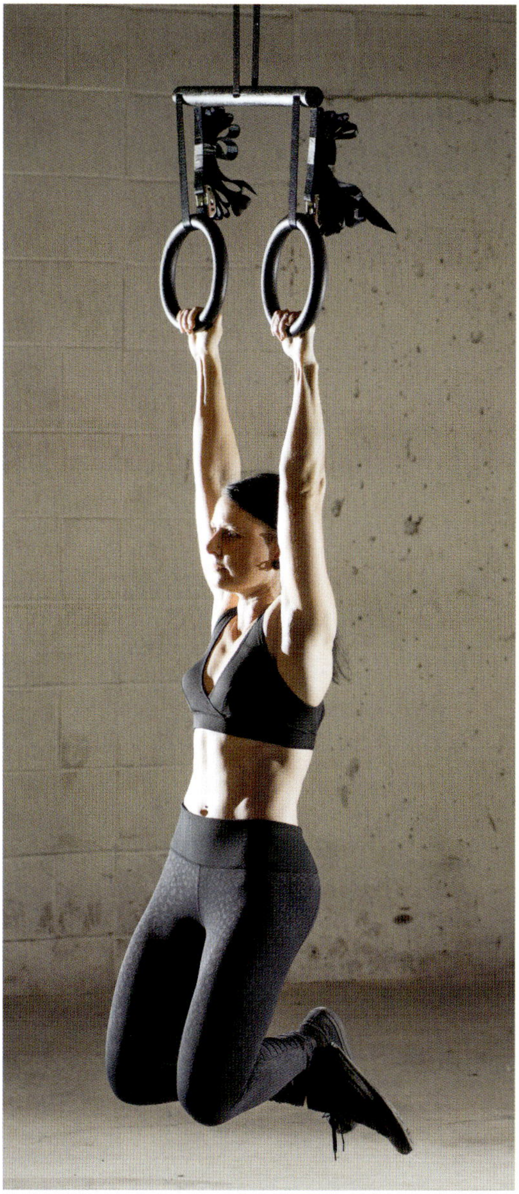

Endposition

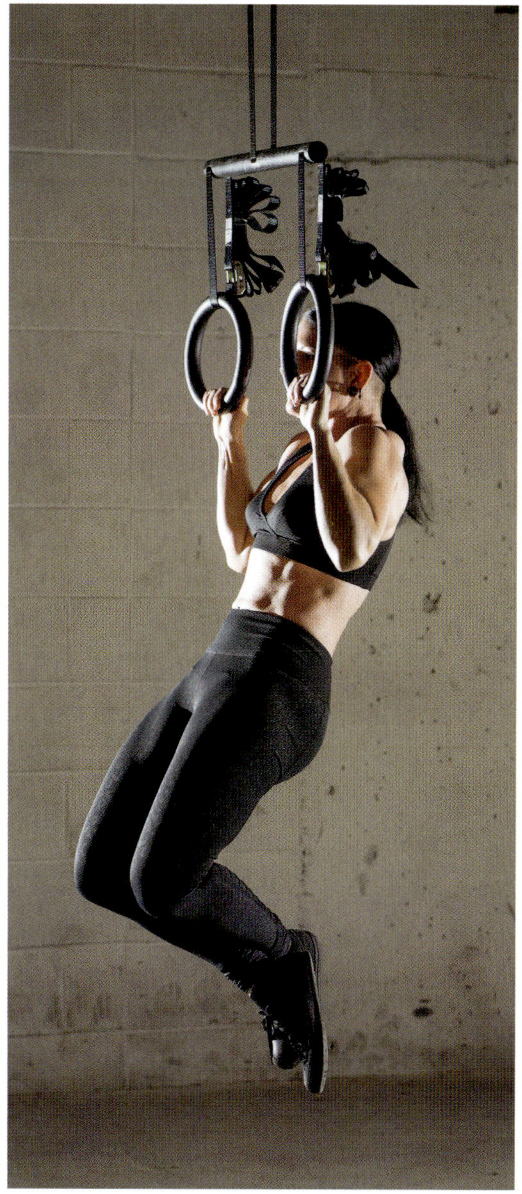

Ausgangsposition

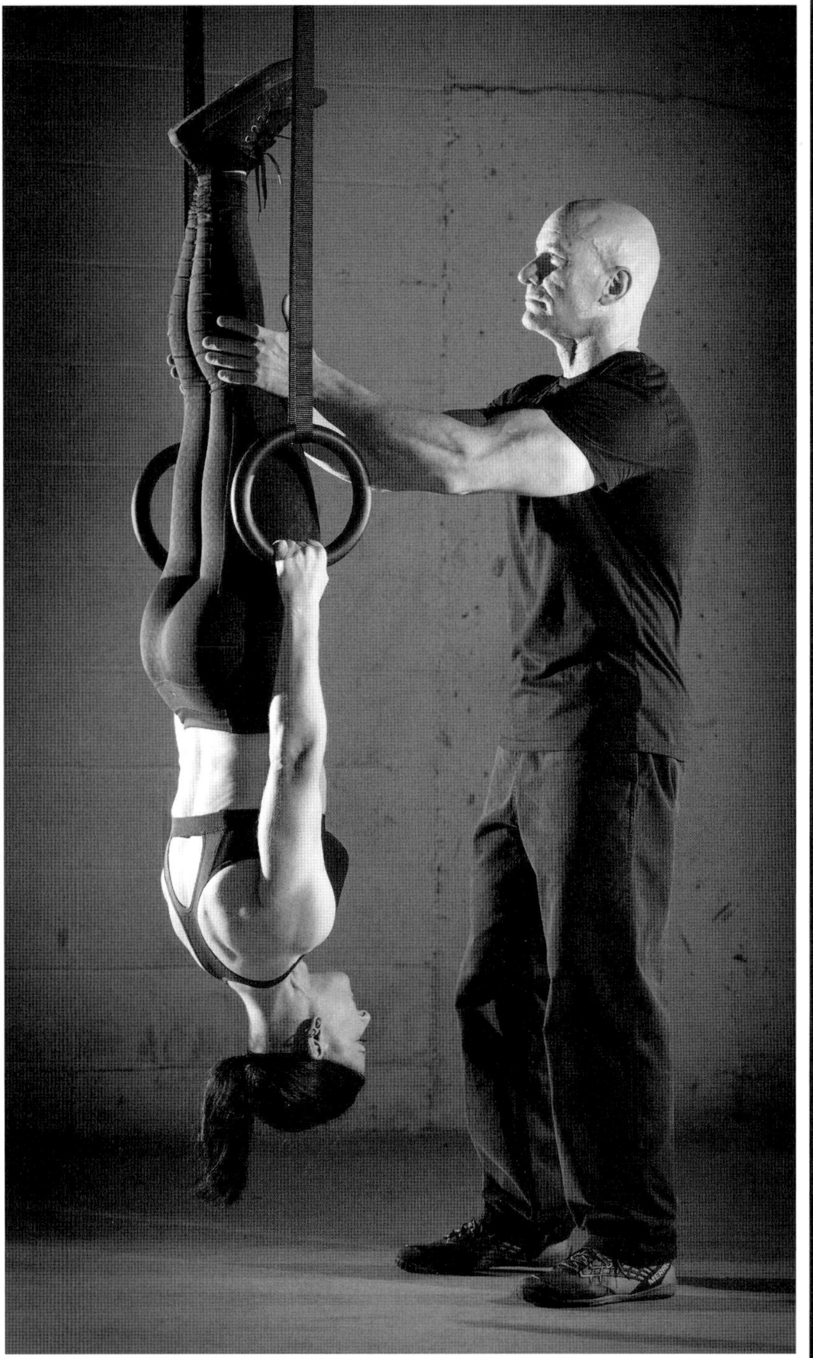

ÜBERKOPF-RINGETRAINING

Die folgenden Überkopfübungen bringen zusätzliche Steigerungsmöglichkeiten und Abwechslung in Ihr Ringetraining. Abwechslung ist eine wichtige Komponente Ihres Trainingsplanes. Denn wenn Ihr Körper immer denselben Trainingsreizen ausgesetzt ist, gewöhnt er sich an diese Belastung – das heißt, dieses Training bedeutet für ihn keine Herausforderung mehr. Unser Körper ist ein Organismus, der sich beständig an die Reize, denen er ausgesetzt ist, anpasst. Warten keine neuen Herausforderungen auf ihn, dann macht er keine Fortschritte mehr – der Trainingsfortschritt stagniert. Seine große Bandbreite an unterschiedlichen Bewegungsmustern macht das Ringetraining zu einer effektiven Methode, den Körper zu immer weiteren Anpassungsleistungen zu zwingen und einen beständigen Kraftzuwachs zu fördern.

Auch bei Schmerzen oder Verletzungen ist es von Vorteil, wenn ein breites Spektrum an Übungen zur Auswahl steht. Bei regelmäßigem und intensivem Training bleibt es nicht aus, dass irgendwann einmal eine bestimmte Bewegung unangenehm wird. Dann braucht man einen guten Ersatz: eine Übung, die denselben Effekt auf die Muskelgruppe oder das Bewegungsmuster hat, das man trainieren möchte. In einem solchen Fall werden Ringe mit der Vielfalt an möglichen Übungen in unterschiedlichen Schwierigkeitsabstufungen zu einem einzigartigen Hilfsmittel für das »therapeutische« Krafttraining.

ÜBERKOPF-KLIMMZÜGE AN DEN RINGEN

ÜBUNGSAUFBAU

Für Überkopf-Klimmzüge müssen Sie die Ringe so einrichten, dass Sie kopfüber daran hängen können. Zur Decke hin brauchen Sie wesentlich mehr Platz als bei den anderen Übungen, nur so wird es Ihnen möglich sein, die Beine nach oben auszustrecken.

Für viele Trainierende sind Überkopfübungen eher eine psychologische als eine physiologische Herausforderung. Die Umkehrhaltung ist anfangs ungewohnt – viele verbinden damit das Gefühl von Kontrollverlust. Das kann sogar Panik auslösen und so mancher beginnt im Bestreben, möglichst schnell wieder festen Boden unter die Füße zu bekommen, mit den Beinen zu strampeln. Leider geben einige das Überkopftraining auf, bevor sie richtig damit angefangen haben. Dabei ist die Umkehrhaltung gar nicht so schwierig.

Selbst wenn Sie mit dem Training nie so weit kommen, Überkopf-Klimmzüge zu schaffen, ist allein schon das Erlernen der Umkehrhaltung an den Ringen ein unschätzbares Core-Training. Suchen Sie sich für die Anfangsphase jemanden, der Ihnen bei dieser Übung Hilfestellung leistet – dann werden Sie sich im Nullkommanichts an die neue Haltung gewöhnen.

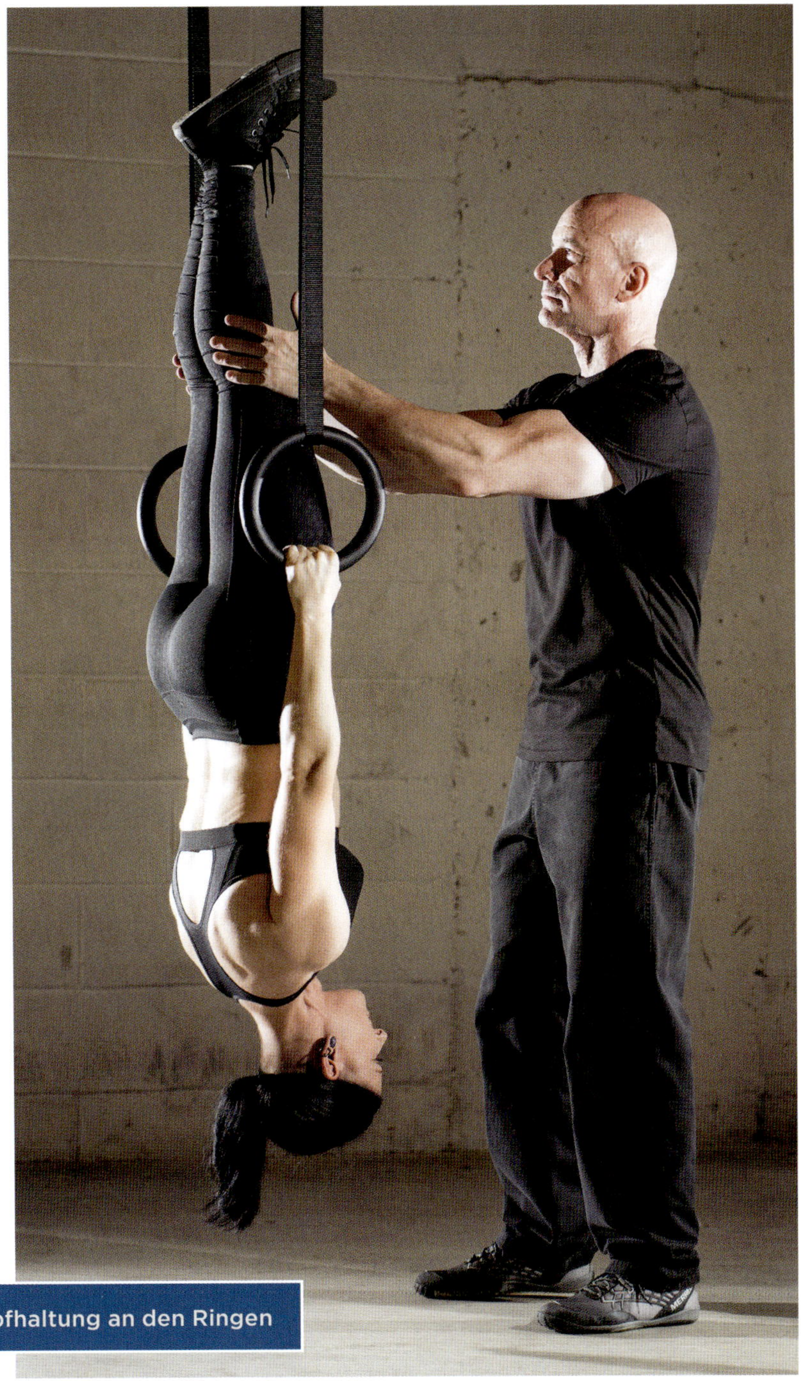

Assistierte Überkopfhaltung an den Ringen

ÜBERKOPF-KLIMMZÜGE AN DEN RINGEN

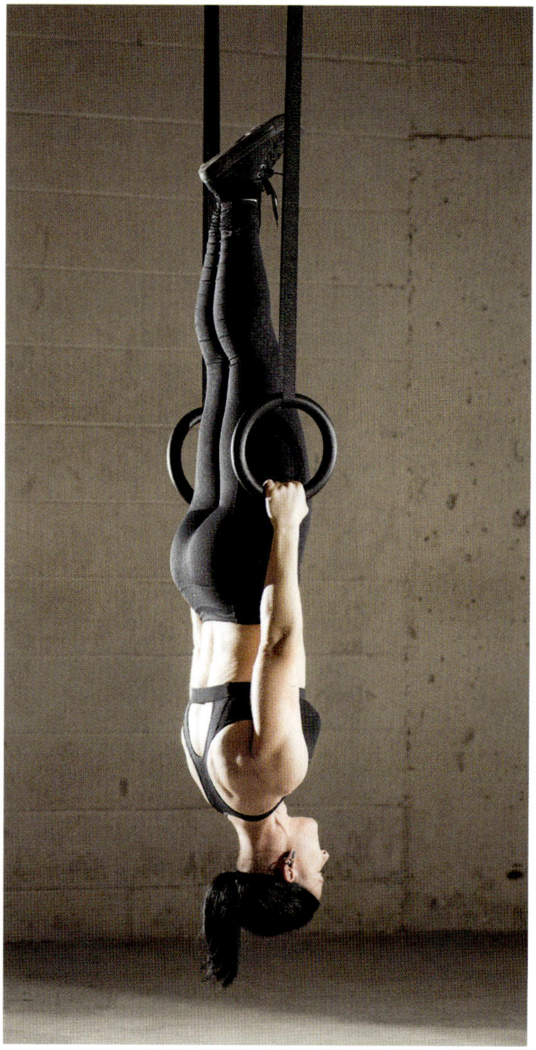

Ausgangsposition

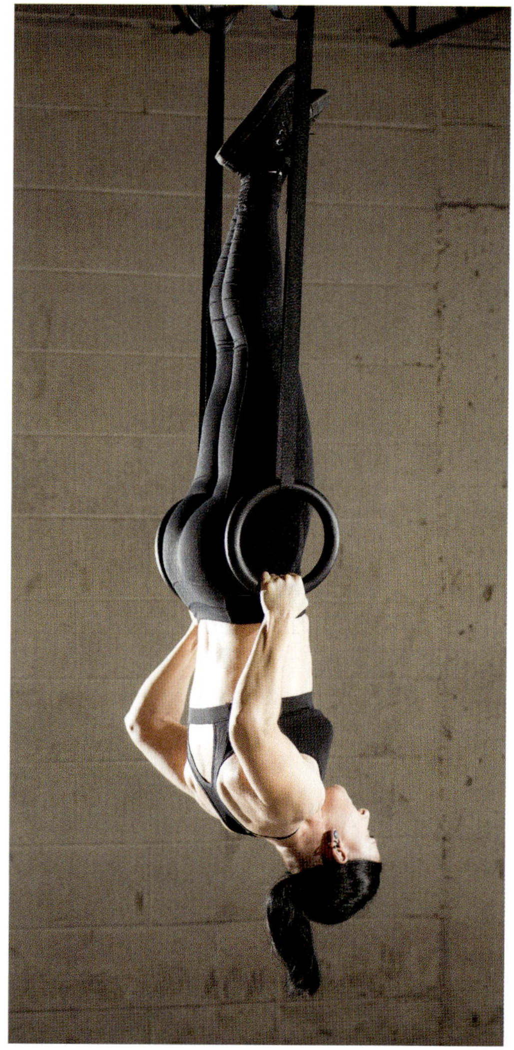

Endposition

HANDSTAND-RINGSTÜTZ

ÜBUNGSAUFBAU

Beachten Sie beim Einrichten der Ringe für den Handstand-Ringstütz unbedingt, dass zum Boden hin ausreichend Platz vorhanden ist. Stellen Sie die Ringe niedrig ein, aber so, dass Ihr Kopf bei der Übung keinen Bodenkontakt hat.

Die dritte Variante ist der komplette Handstand-Ringstütz – das ist die schwierigste Übung in diesem Buch und auch die gefährlichste, insbesondere dann, wenn Sie im Hinblick auf Ihren Trainingsstand noch nicht dazu bereit sind oder sich bei der Ausführung nicht zu hundert Prozent konzentrieren. Ich rate Ihnen dringend, sich erst an diese anspruchsvolle Variante des Handstand-Ringstützes heranzuwagen, wenn Ihnen eine Reihe von Wiederholungen mit Hilfestellung gelungen ist.

Wie beim Kreuzheben oder der Langhantel-Kniebeuge gilt auch hier: Die effizientesten Übungen sind oft mit dem höchsten Verletzungsrisiko verbunden. Wagen Sie diese Übung also erst, wenn Sie felsenfest davon überzeugt sind, die nötige Vorarbeit geleistet zu haben und bereit für den Handstand-Ringstütz zu sein.

HANDSTAND-RINGSTÜTZ: VARIANTE 1

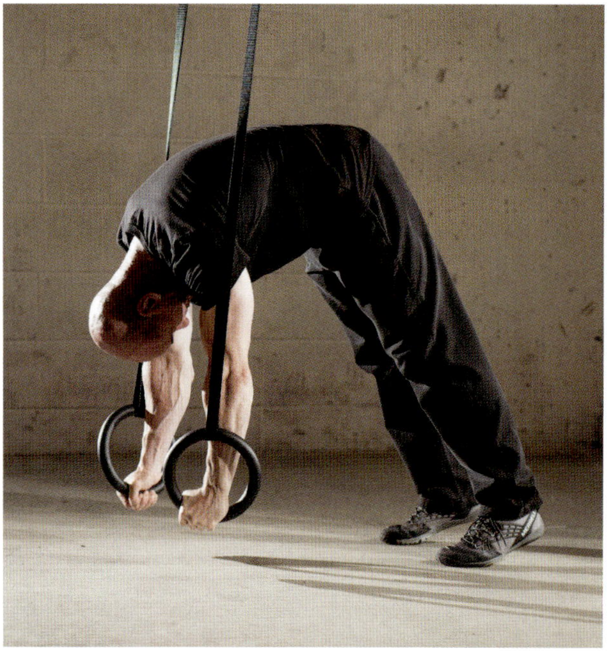

Ausgangsposition

- Die Füße bleiben am Boden. Beugen Sie sich aus der Hüfte nach vorn.
- Beine und Rumpf bilden einen Winkel von etwa 90 Grad.

Endposition

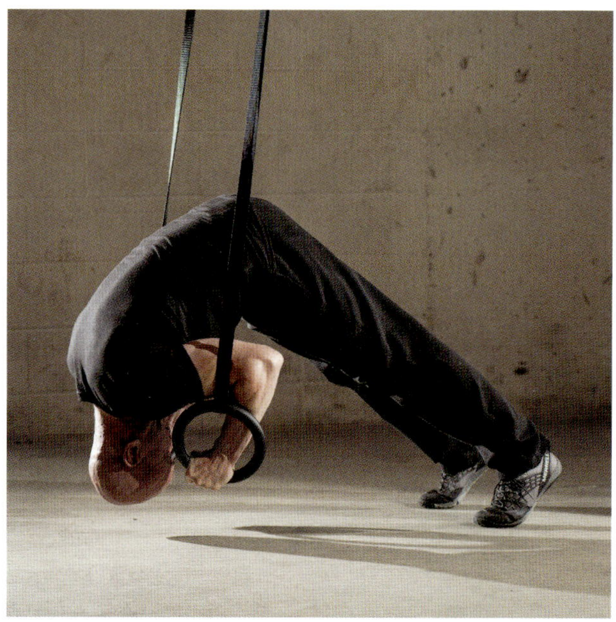

HANDSTAND-RINGSTÜTZ: VARIANTE 2

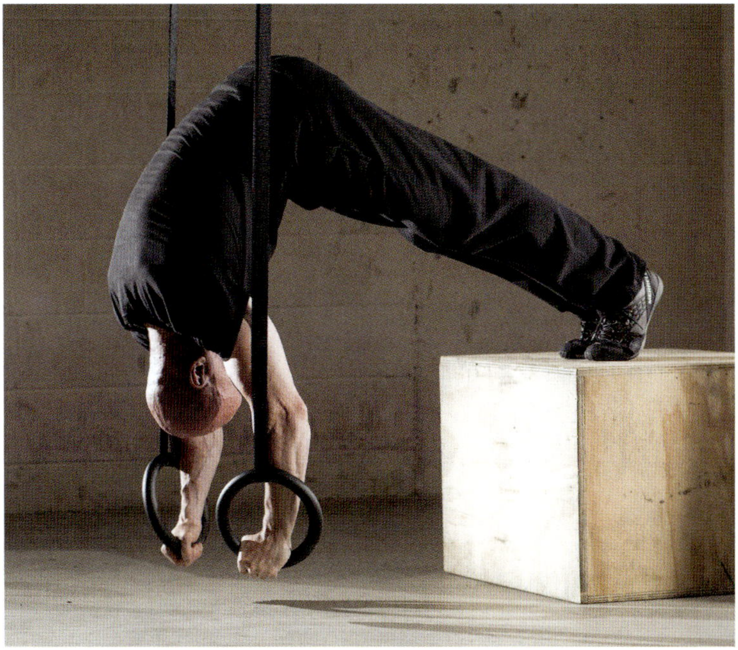

Ausgangsposition
Die Füße stehen erhöht.

Endposition

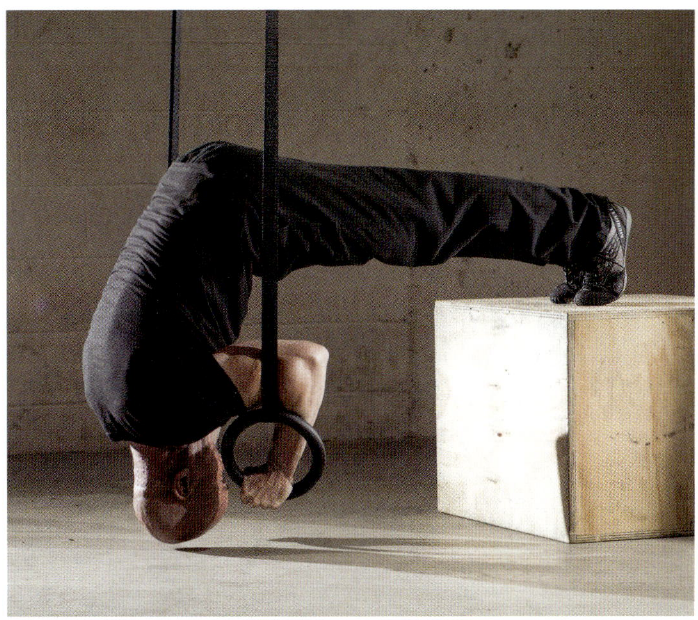

HANDSTAND-RINGSTÜTZ: VARIANTE 3

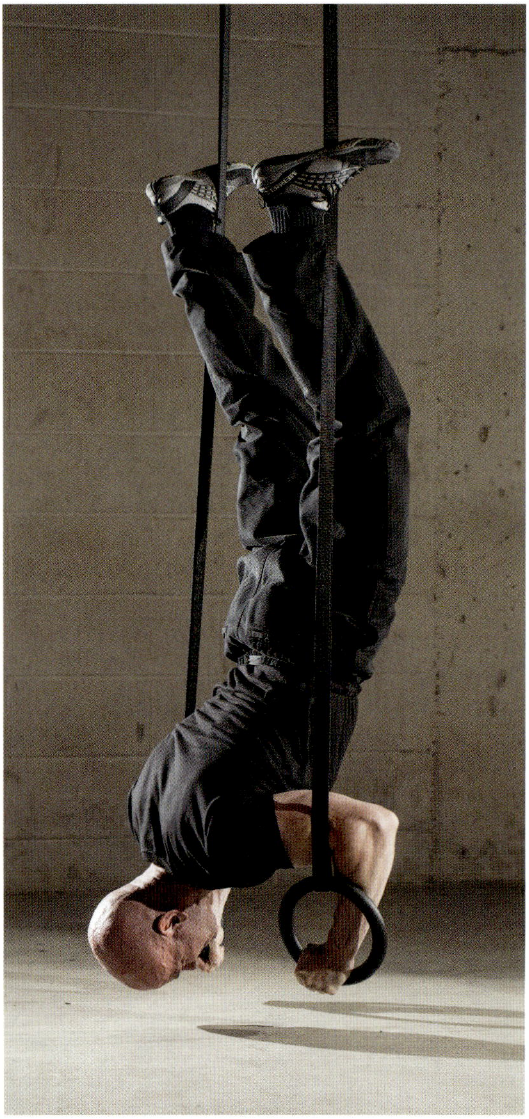

Endposition

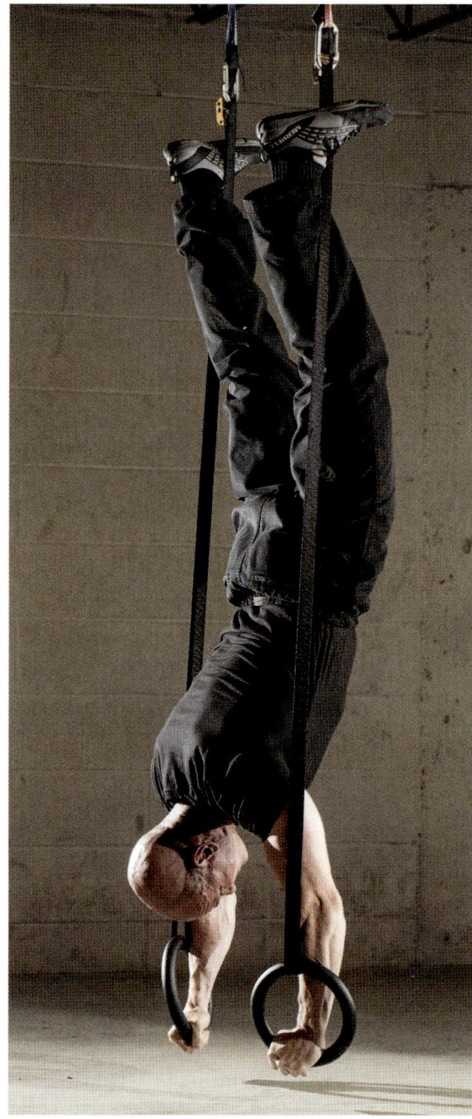

Ausgangsposition

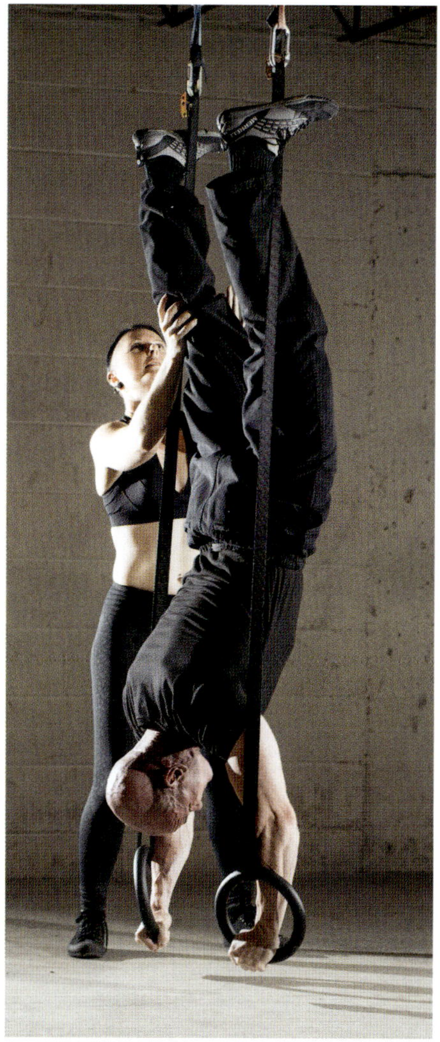

Handstand-Ringstütz mit Hilfestellung

CHECKLISTE HANDSTAND-RINGSTÜTZ

- Richten Sie den Rumpf so weit wie möglich senkrecht aus, auch bei den assistierten Varianten.
- Achten Sie auf Stabilität in den Schultern.
- Gehen Sie kontrolliert nach oben, damit Sie nicht mit dem Kopf auf den Boden aufschlagen.
- Führen Sie den Handstand-Ringstütz mit Hilfe aus, wenn Sie den klassischen Ringstütz noch nicht sicher ohne beherrschen.

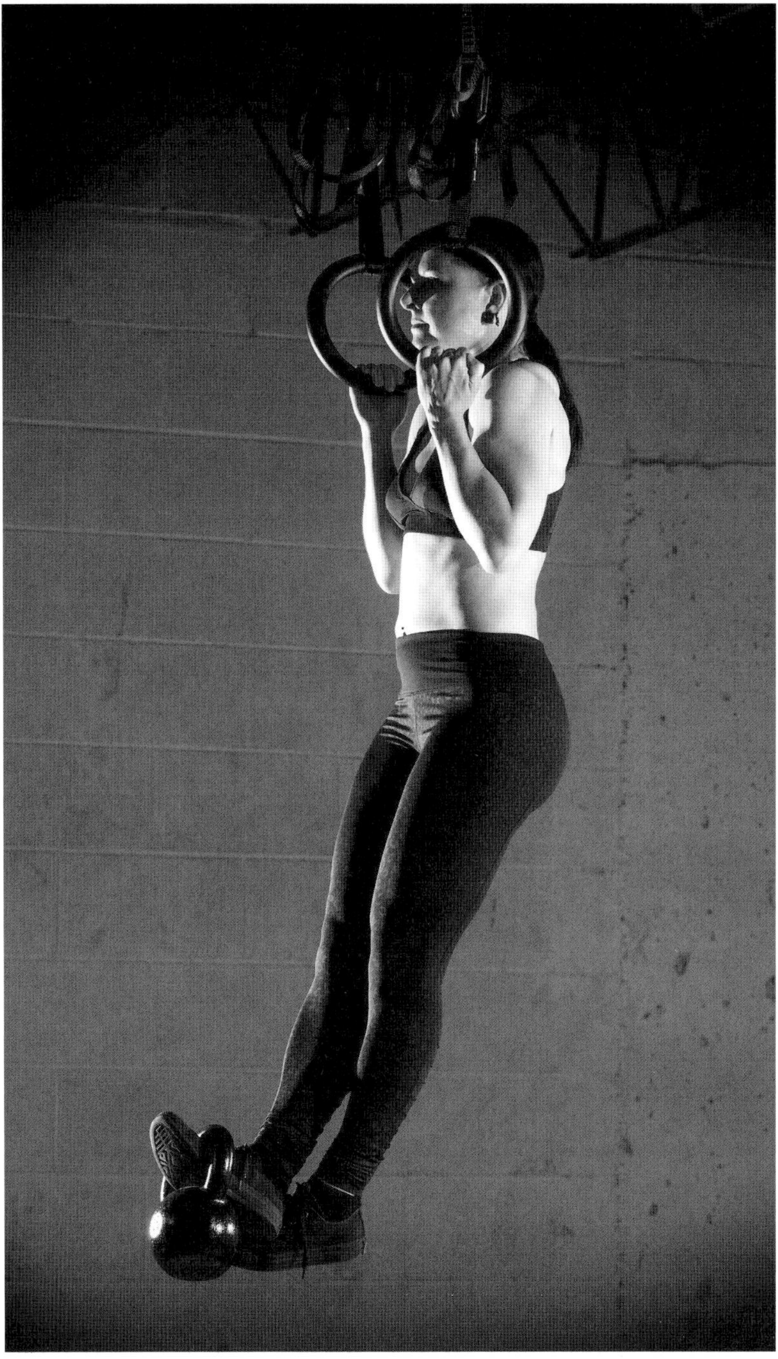

RINGETRAINING MIT ZUSATZLAST

Wenn Sie die sieben grundlegenden Bewegungsabläufe, die ich Ihnen in diesem Buch vorgestellt habe, konsequent und technisch korrekt trainieren, werden Sie schon bald erheblich an Kraft zugelegt haben. Aber nun ist ja erfahrungsgemäß jeder, der ernsthaft Krafttraining betreibt, unablässig auf der Suche nach neuen Herausforderungen. Sollten Sie die Befürchtung haben, dass Sie eines Tages zu stark für das Ringetraining werden könnten, kann ich Sie an dieser Stelle beruhigen.

Wenn Sie Lust auf noch anstrengenderes Training an den Ringen verspüren, können Sie jeden der beschriebenen sieben Bewegungsabläufe durch den Einsatz von Zusatzlasten noch weiter intensivieren. Das bedeutet ganz einfach, dass Sie die Intensität dieser Übungen durch zusätzliche Gewichte in Form von Gewichtswesten, Ketten, Kugelhanteln und ähnlichen Hilfsmitteln fortwährend anpassen und steigern können.

Es gibt verschiedene Möglichkeiten, um den Widerstand bei der Ausführung der unterschiedlichen Übungen zu erhöhen. Bei den folgenden Beispielen haben wir improvisiert – dabei hat uns die Überlegung geleitet, dass die Übungen in diesem Buch ohne Spezialequipment wie Gewichtswesten möglich sein sollen. Zwar bietet der Markt jede Menge qualitativ sehr hochwertiges Zubehör für das Krafttraining, doch das ist in der Regel sehr teuer. Mein Ziel ist es, Ihnen zu zeigen, wie Sie die Trainingslast ohne großen Aufwand erhöhen können. Das hat eher einen psychologischen als einen praktischen Hintergrund: Ich will nicht, dass Sie sich von den potenziellen Kosten vom Fortgeschrittenentraining an den Ringen abhalten lassen. Man muss sich nur zu helfen wissen!

BEISPIELE FÜR ZUSATZLASTEN

»Gürtel« aus Stahlketten, an dem eine Kugelhantel befestigt ist

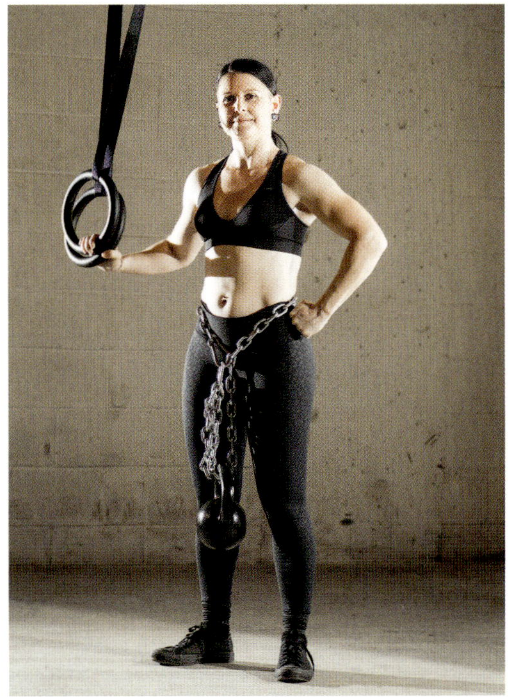

Um die Taille geschlungene Stahlkette als Zusatzlast

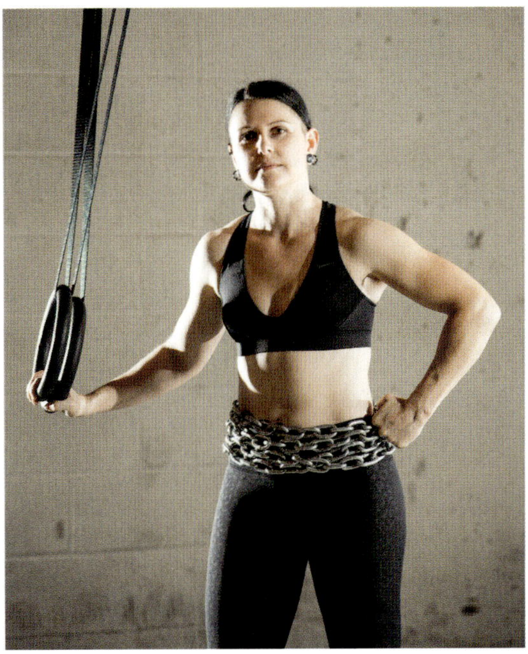

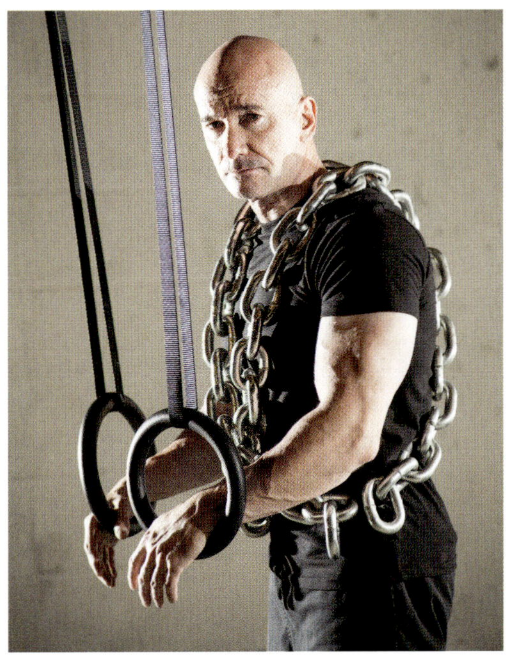

Kette, die wie ein Patronengurt über beide Schultern gelegt wird

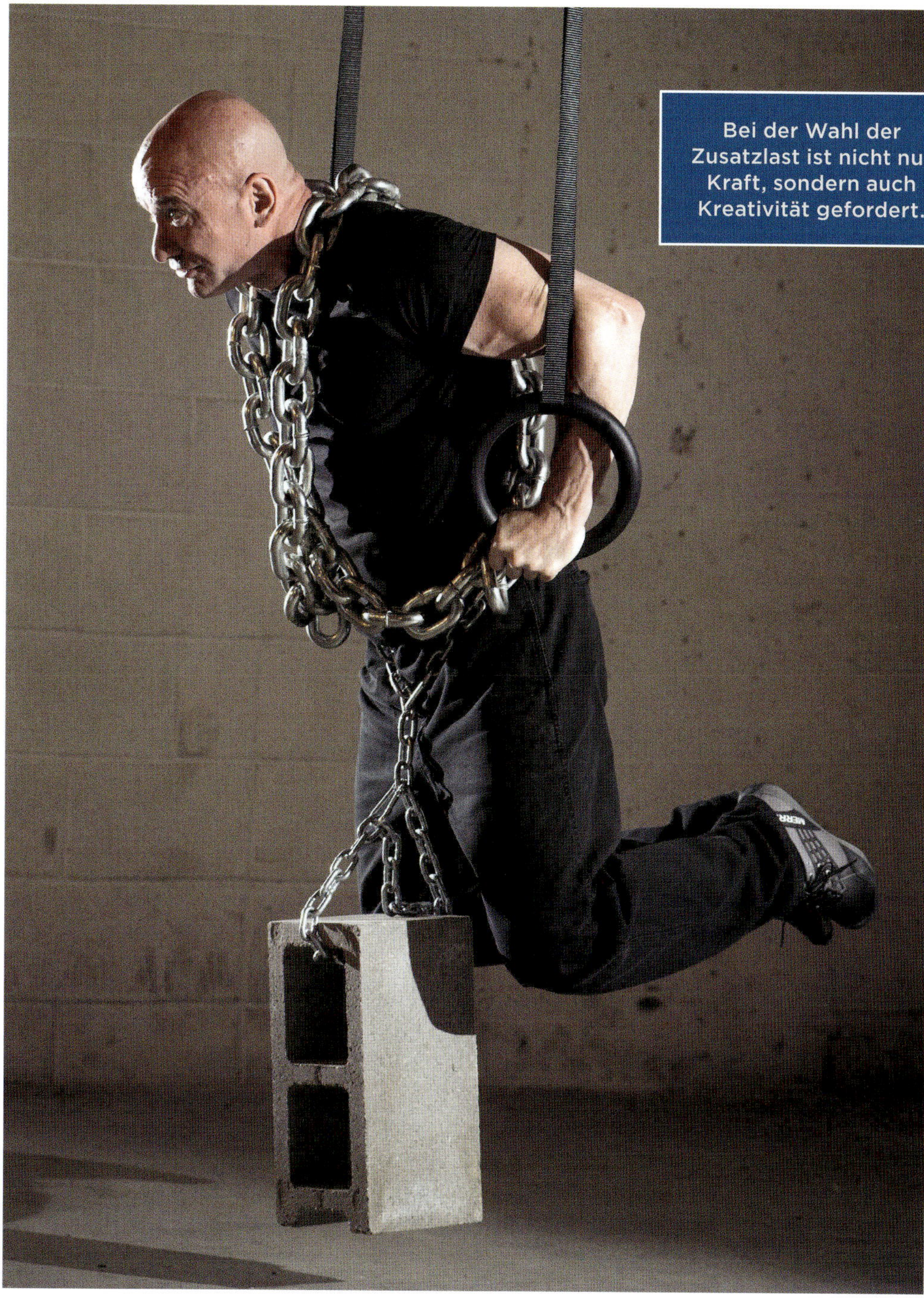

Bei der Wahl der Zusatzlast ist nicht nur Kraft, sondern auch Kreativität gefordert.

BEISPIELE FÜR DAS TRAINING MIT ZUSATZLASTEN

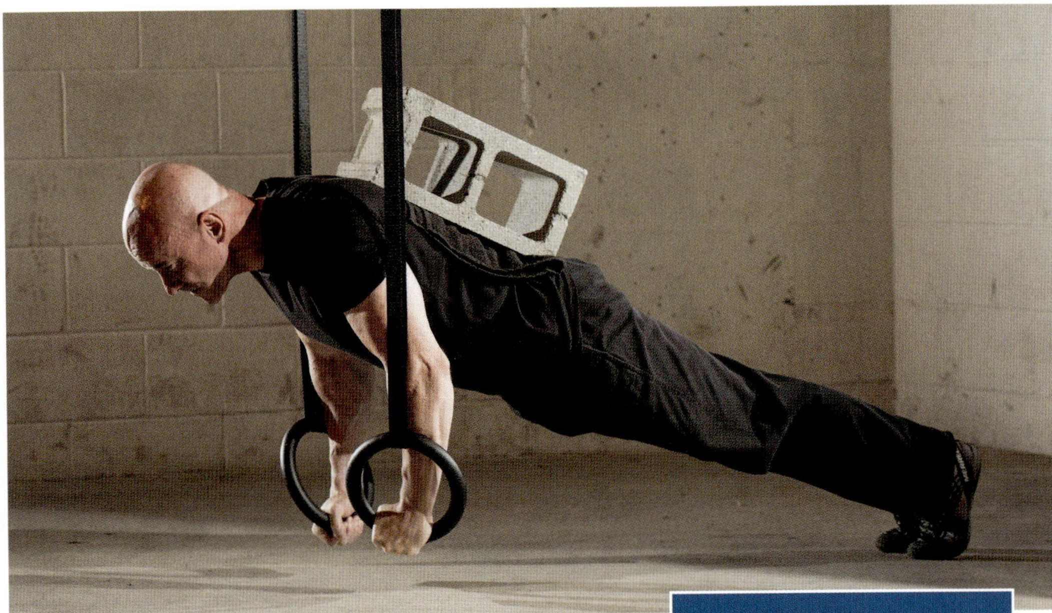

Liegestütz an den Ringen mit Zusatzlast

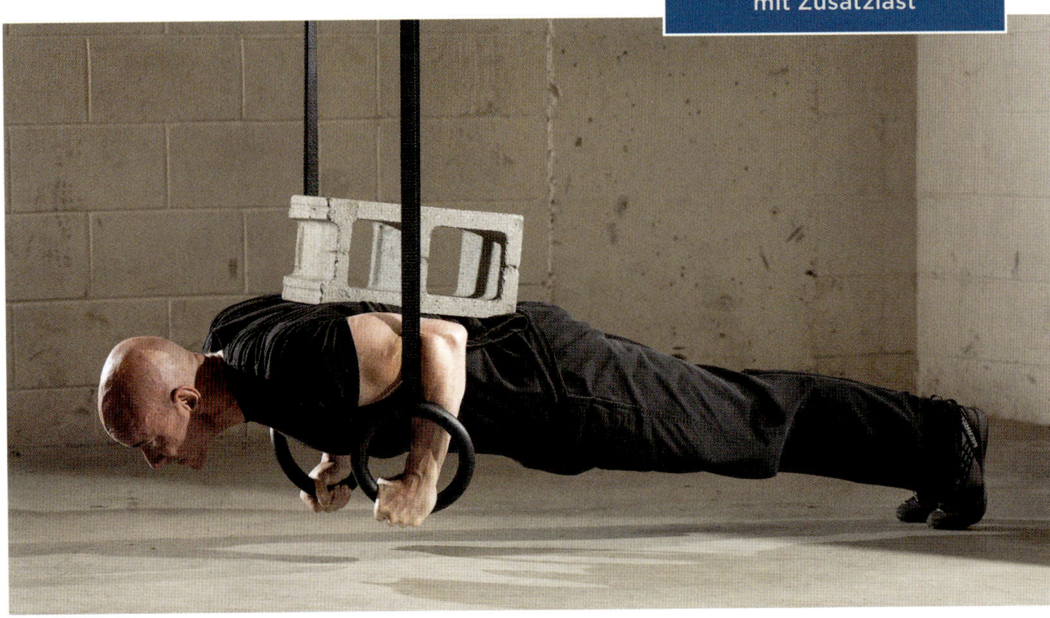

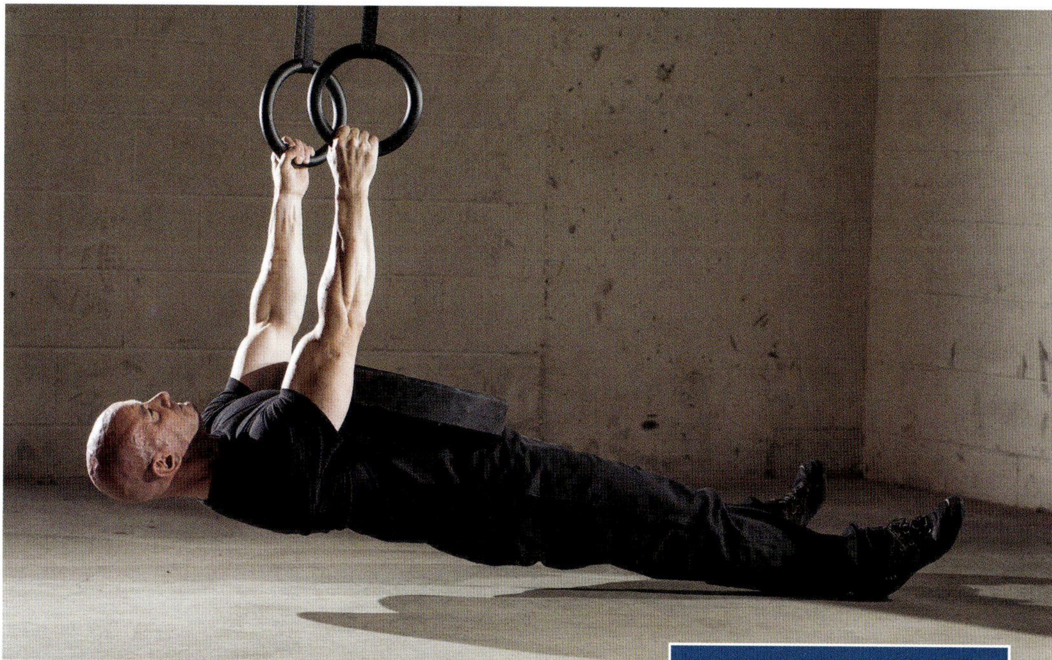

Rudern an den Ringen mit Zusatzlast

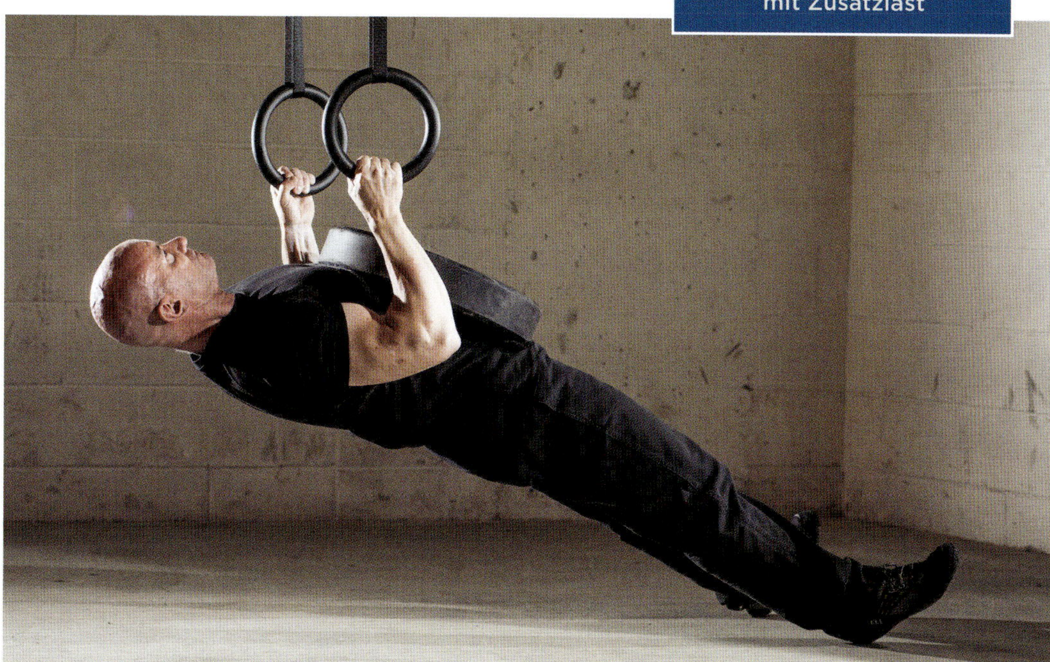

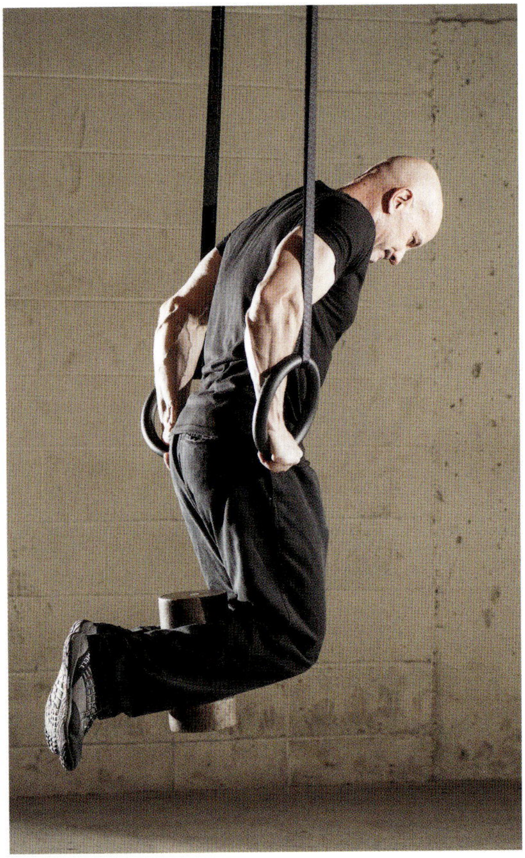

Ringstütz mit Zusatzlast

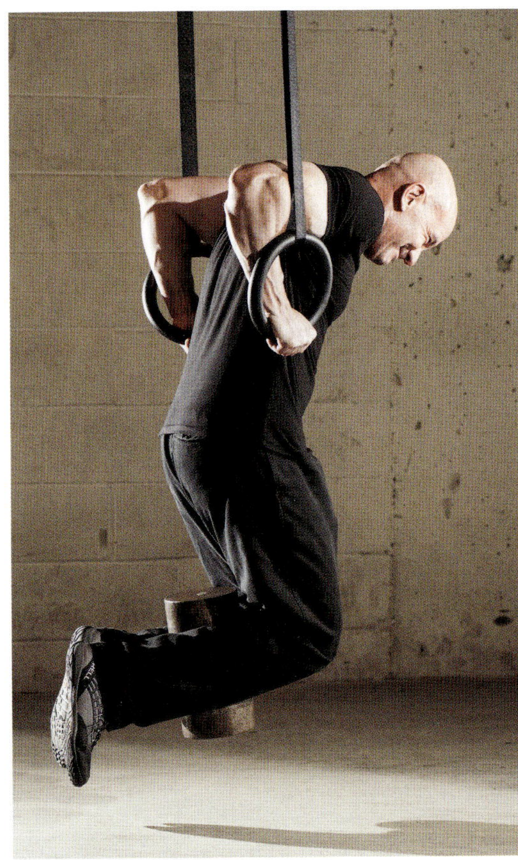

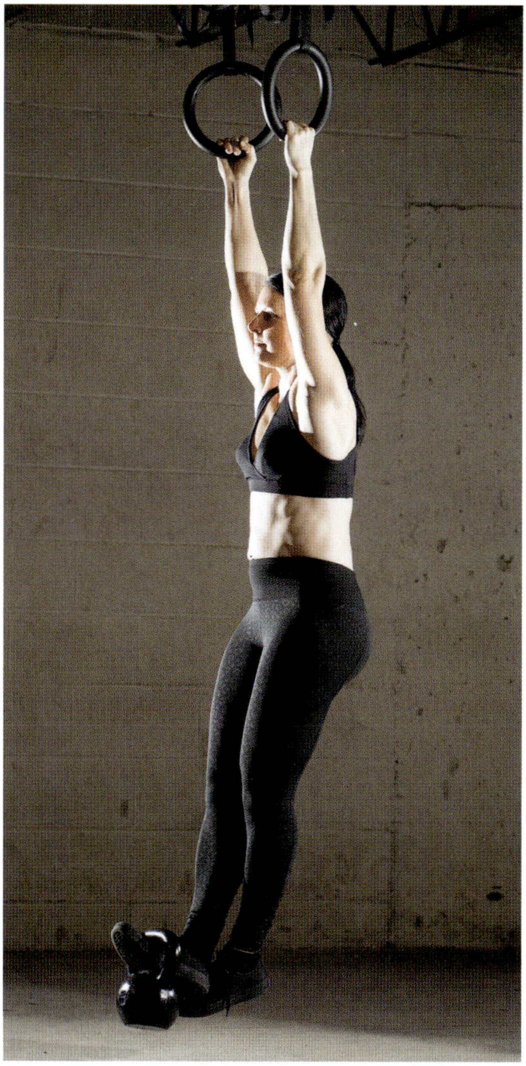

Klimmzug an den Ringen mit Zusatzlast

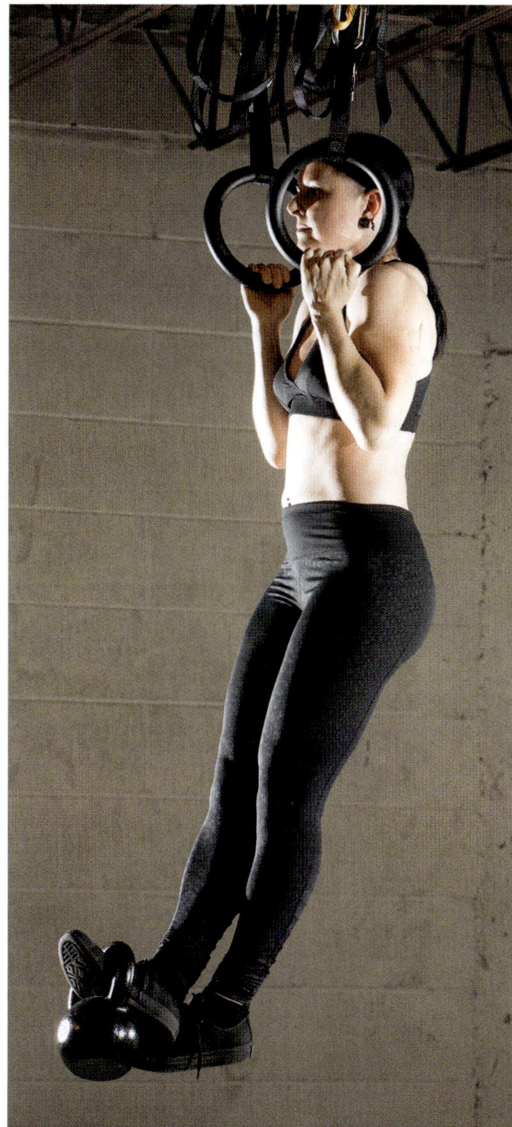

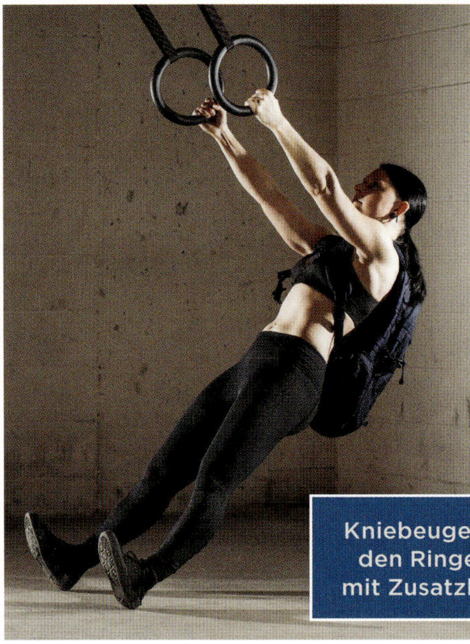

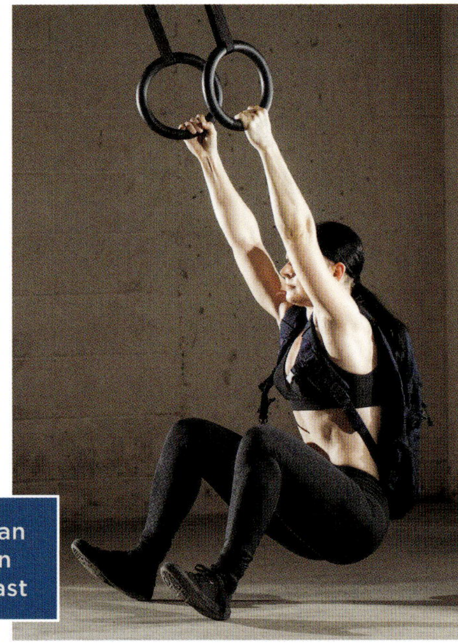

Kniebeuge an den Ringen mit Zusatzlast

Beinheben an den Ringen mit Zusatzlast

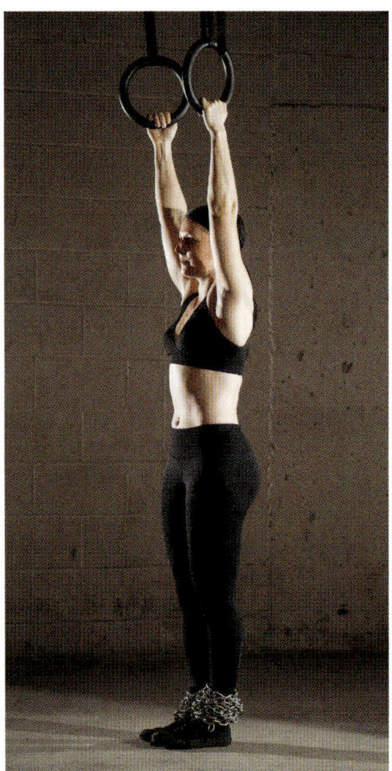

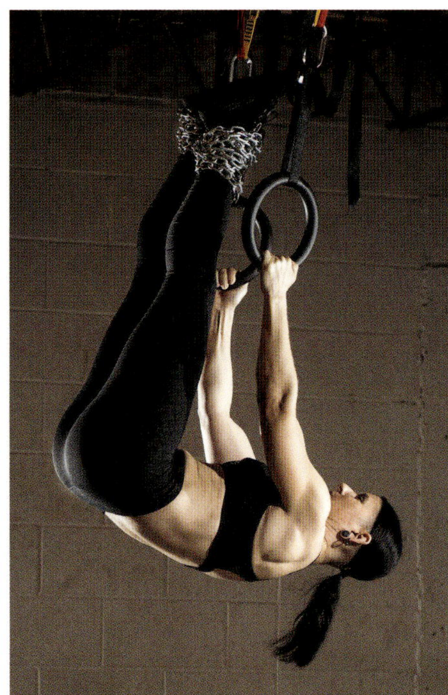

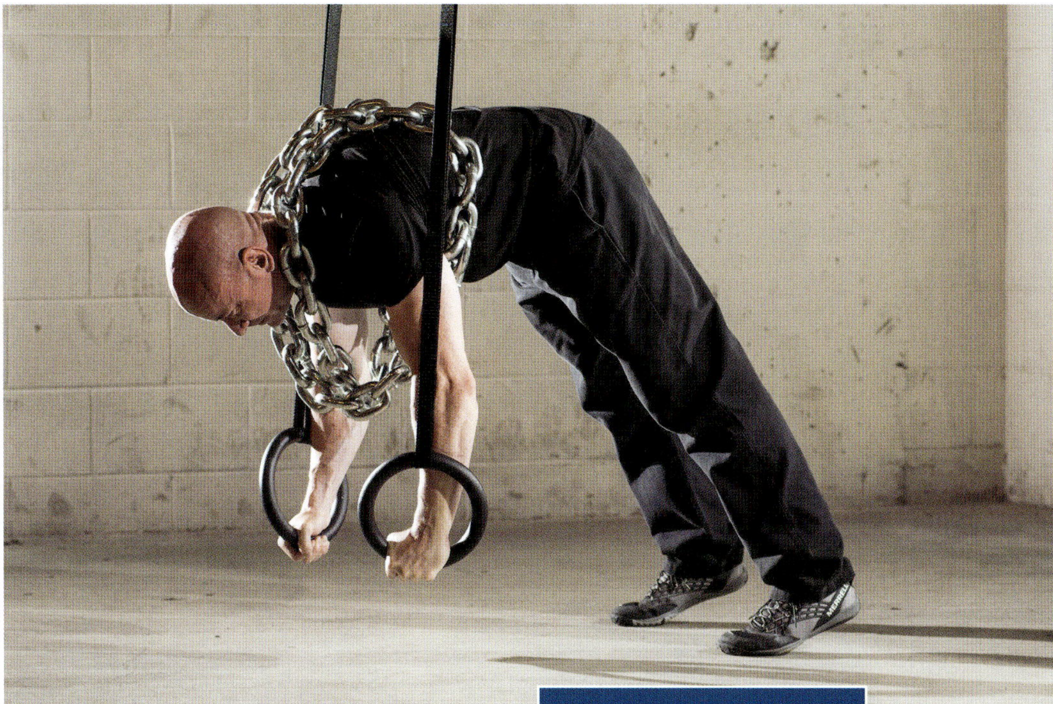

Roll-out an den Ringen
mit Zusatzlast

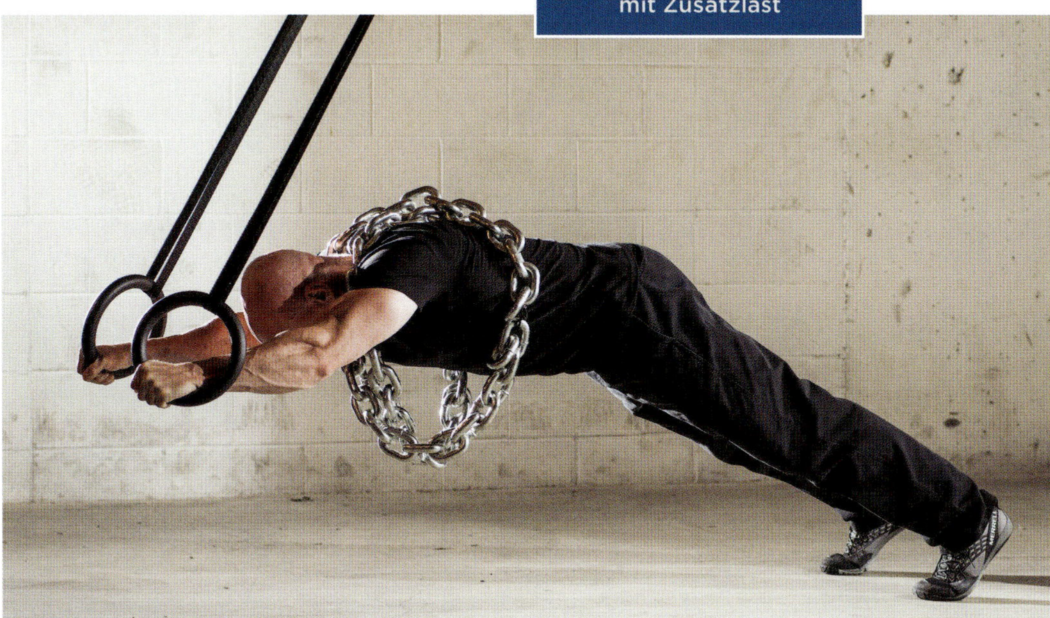

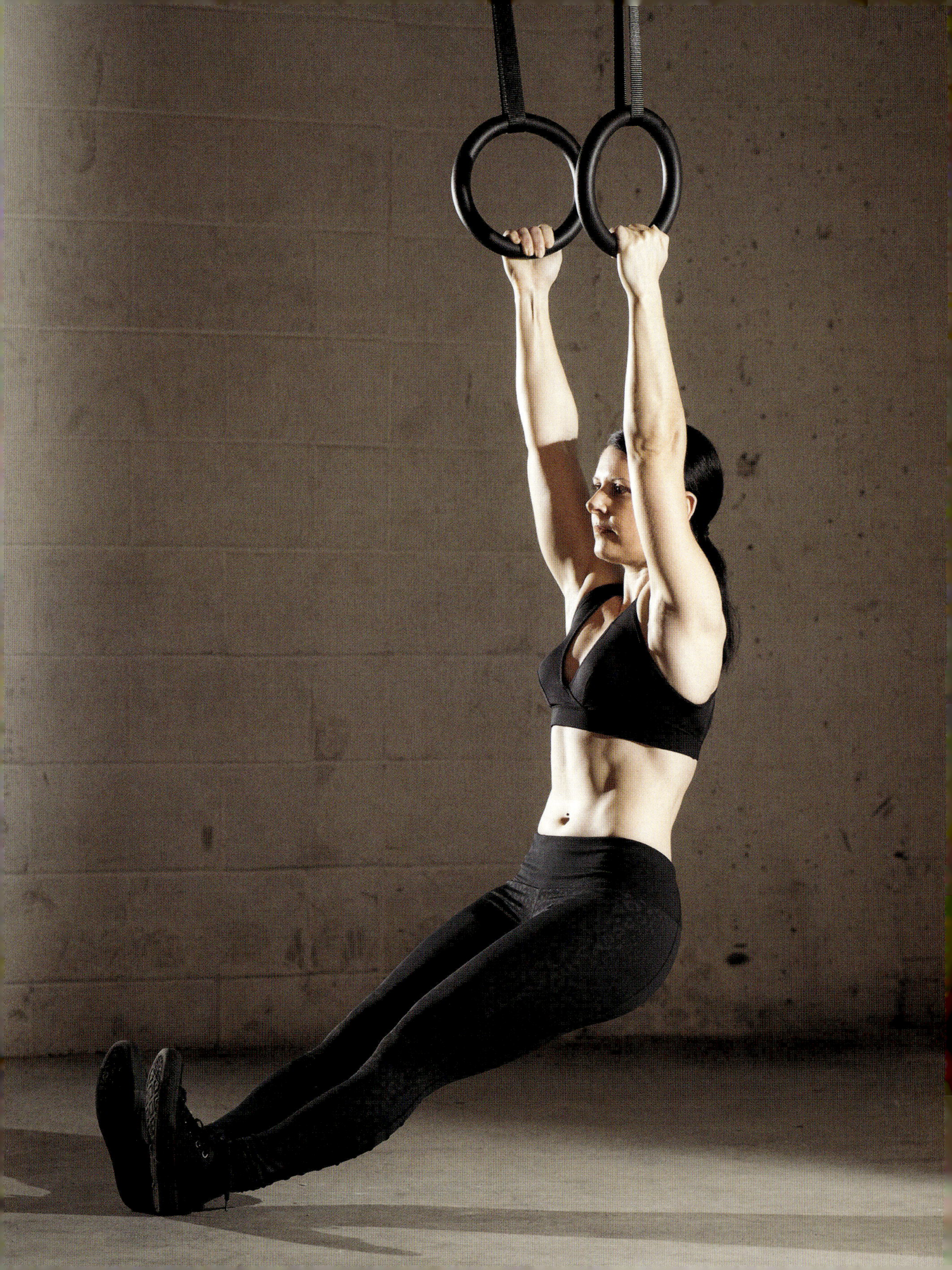

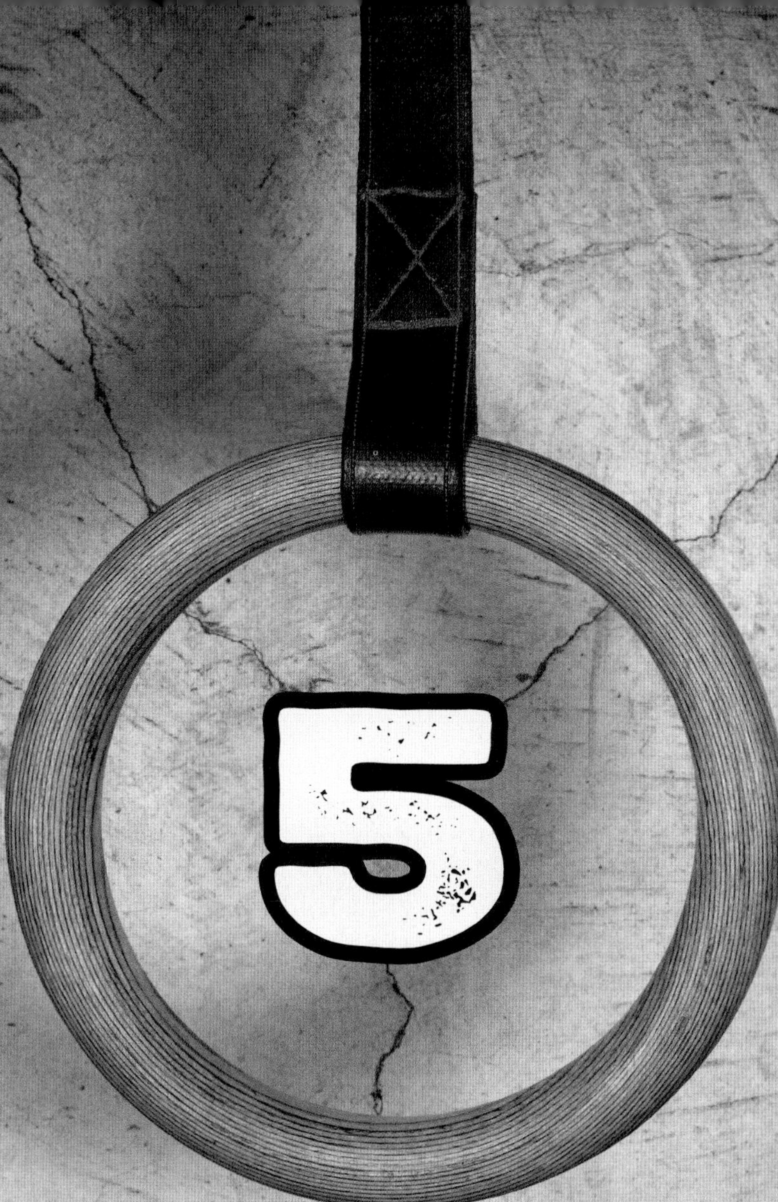

5

WORKOUTS AN DEN RINGEN

TRAININGSPLÄNE

Beim Ringetraining spielen Trainingspläne eine untergeordnete Rolle. Anstatt sich über Zusammenstellungen und Wiederholungen Gedanken zu machen, sollte die Beherrschung der Bewegungsabläufe im Zentrum Ihrer Bemühungen stehen. Während Sie daran arbeiten, die Ausführung der Übungen technisch zu perfektionieren, wird Ihre Kraft von ganz allein wachsen. Ihr oberstes Ziel sollte ein Trainingslevel sein, das es Ihnen erlaubt, die schwierigste Variante jeder Übung zu bewältigen. Ist das geschafft, können Sie sich dem Training mit der Wobble Bar zuwenden oder mit Zusatzlasten trainieren.

Widmen Sie sich immer und mit Sorgfalt der korrekten Ausführung. Der Fortschritt stellt sich nicht kontinuierlich ein. Es ist ganz normal, dass Sie manche Trainingseinheiten schneller bewältigen und andere langsamer. Wenn Sie konsequent weitertrainieren, werden Sie über kurz oder lang bei jeder Übung zu den schwierigeren Varianten übergehen. Sind Sie in der Lage, einige Wiederholungen der anspruchsvollen Übungsvariante zu bewältigen, können Sie sie mit mehreren einfacheren Varianten derselben Übung kombinieren.

Grundsätzlich ist es beim Krafttraining wichtig, mit möglichst hoher Trainingslast und vergleichsweise wenigen Wiederholungen zu arbeiten, um voranzukommen. Viele neigen dazu, sich auf das Trainingsvolumen, also auf die Zahl der Wiederholungen zu konzentrieren statt auf die Erhöhung des Trainingswiderstands. Ich persönlich vertrete einen Trainingsansatz, der den Weg des höchsten Widerstandes geht – wer seine Kraft steigern will, muss mit möglichst hohen Trainingslasten arbeiten.

Das folgende Trainingsprogramm mit drei Workouts pro Woche ist ein Ganzkörperprogramm, mit dem Sie dauerhaft Erfolge erzielen werden. Wenn Sie sich ein höheres Trainingspensum und mehr Abwechslung wünschen, folgen Sie der Variante mit vier wöchentlichen Workouts. Wichtig ist, dass Sie Ihren aktuellen Leistungsstand berücksichtigen und Ihre persönlichen Ziele fest im Blick behalten.

3-MAL-PRO-WOCHE-WORKOUT	3 TRAININGSTAGE PRO WOCHE
Liegestütze an den Ringen	3–4 Sätze mit 6–10 Wiederholungen
Rudern an den Ringen	3–4 Sätze mit 6–10 Wiederholungen
Ringstütze	3–4 Sätze mit 6–10 Wiederholungen
Klimmzüge an den Ringen	3–4 Sätze mit 6–10 Wiederholungen
Kniebeugen an den Ringen	3–4 Sätze mit 6–10 Wiederholungen
Roll-outs an den Ringen	3–4 Sätze mit 6–10 Wiederholungen
Beinheben an den Ringen	3–4 Sätze mit 6–10 Wiederholungen

4-MAL-PRO-WOCHE-WORKOUT	4 TRAININGSTAGE PRO WOCHE (Z.B. MO, DI, DO UND FR)
Workout A	**Montag und Donnerstag**
Liegestütze an den Ringen	5 Sätze mit 6–10 Wiederholungen
Rudern an den Ringen	5 Sätze mit 6–10 Wiederholungen
Ringstütze	5 Sätze mit 6–10 Wiederholungen
Klimmzüge an den Ringen	5 Sätze mit 6–10 Wiederholungen
Workout B	**Dienstag und Freitag**
Kniebeugen an den Ringen	5 Sätze mit 6–10 Wiederholungen
Roll-outs an den Ringen	5 Sätze mit 6–10 Wiederholungen
Beinheben an den Ringen	5 Sätze mit 6–10 Wiederholungen

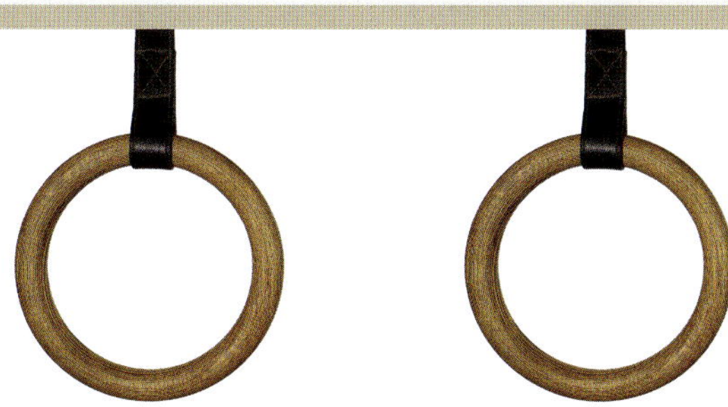

ÜBER DEN AUTOR

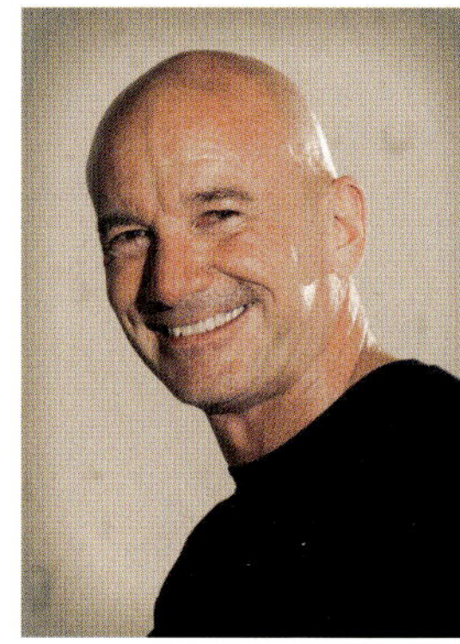

Mike Gillette widmet sich schon Zeit seines Lebens dem Thema Kraft in all ihren Ausprägungen und Erscheinungsformen. Beim Militär, im Polizeidienst, im Kampfsport und als Personenschützer sammelte er Erfahrung mit dem Kraftaufbau. Sein Wissen gab er als Trainer und Coach an Angehörige von Spezialeinheiten, Kampfsportprofis und Nachwuchsathleten weiter. Mit zahlreichen Demonstrationen seiner körperlichen und mentalen Stärke fand Mike bereits Eingang ins Guinness-Buch der Rekorde. Sein Blog (www.MikeGillette.com) ist für all diejenigen, die sich ernsthaft mit den Themenkomplexen Kraft und Kraftsport auseinandersetzen, eine Quelle der Inspiration.

Neben seiner Rolle in der Welt des Kraftsports und des Mentaltrainings ist Mike auch Ehemann, Vater und Großvater. Außerdem bezeichnet er sich selbst als (manchmal ziemlich wichtigtuerischen) Musik- und Filmfreak. Eines seiner wertvollsten Besitztümer ist eine kleine Glasflasche, die ein paar Haare von Joseph L. Greenstein enthält. Greenstein, besser bekannt unter dem Namen »The Mighty Atom«, war der vermutlich legendärste Strongman, den es je auf dieser Welt gab. Diese Flasche wurde Mike höchstpersönlich von Greensteins Protegé Slim »The Hammerman« Farman überreicht.

DANK

Ich danke meinem Herrn und Retter Jesus Christus, meiner Ehefrau Tammie, allen, die mich im Hinblick auf mein Training inspiriert haben: Dennis Rogers, Patrick Povilaitis, Jon Bruney, Chris Rider, Greg Matonick, Slim »The Hammerman« Farman und Mike Greenstein, John Du Cane, der dieses Projekt erst ermöglicht hat, Don Pitlik für seine wunderbaren Fotografien, Adrienne Harvey, die sich für viele der Bilder in diesem Buch als Model zur Verfügung gestellt hat und uns an Ihrer Stärke teilhaben lässt, Derek Brigham für seine Arbeit am Layout und Dan John für das Vorwort.